DIÁLOGOS INTERDISCIPLINARES
em saúde

Volume 2

Organizadoras
AMANDA MARIA VILLAS BÔAS RIBEIRO
MARIA LÚCIA SILVA SERVO
REJANE SANTOS BARRETO

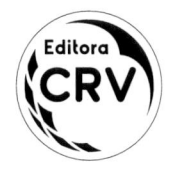

Editora CRV

Amanda Maria Villas Bôas Ribeiro
Maria Lúcia Silva Servo
Rejane Santos Barreto
(Organizadoras)

DIÁLOGOS INTERDISCIPLINARES EM SAÚDE

Coleção Diálogos Interdisciplinares em Saúde

Volume 2

Editora CRV
Curitiba – Brasil
2021

Copyright © da Editora CRV Ltda.
Editor-chefe: Railson Moura
Diagramação e Capa: Designers da Editora CRV
Imagem da Capa: Sunward Art/Shuterstock.com
Revisão: Analista de Escrita e Artes

DADOS INTERNACIONAIS DE CATALOGAÇÃO NA PUBLICAÇÃO (CIP)
CATALOGAÇÃO NA FONTE
Bibliotecária responsável: Luzenira Alves dos Santos CRB9/1506

D536

    Diálogos Interdisciplinares em Saúde / Amanda Maria Villas Bôas Ribeiro, Maria Lúcia Silva Servo, Rejane Santos Barreto (organizadoras) – Curitiba : CRV, 2021.
206 p. (Coleção: Diálogos Interdisciplinares em Saúde, v. 2).

    Bibliografia
    ISBN Coleção Digital 978-65-251-1583-2
    ISBN Coleção Físico 978-65-251-1582-5
    ISBN Volume Digital 978-65-251-1585-6
    ISBN Volume Físico 978-65-251-1584-9
    DOI 10.24824/978652511584.9

    1. Saúde 2. Saúde coletiva 3. Interdisciplinaridade I. Ribeiro, Amanda Maria Villas Bôas, org. II. Servo, Maria Lúcia Silva, org. III. Barreto, Rejane Santos, org. IV. Título V. Série.

CDU 612.39   CDD 613

Índice para catálogo sistemático
1. Saúde coletiva – 613

**ESTA OBRA TAMBÉM SE ENCONTRA DISPONÍVEL EM FORMATO DIGITAL.
CONHEÇA E BAIXE NOSSO APLICATIVO!**

DISPONÍVEL NO Google Play   Baixar na App Store

2021
Foi feito o depósito legal conf. Lei 10.994 de 14/12/2004
Proibida a reprodução parcial ou total desta obra sem autorização da Editora CRV
Todos os direitos desta edição reservados pela: Editora CRV
Tel.: (41) 3039-6418 - E-mail: sac@editoracrv.com.br
Conheça os nossos lançamentos: **www.editoracrv.com.br**

Conselho Editorial:

Aldira Guimarães Duarte Domínguez (UNB)
Andréia da Silva Quintanilha Sousa (UNIR/UFRN)
Anselmo Alencar Colares (UFOPA)
Antônio Pereira Gaio Júnior (UFRRJ)
Carlos Alberto Vilar Estêvão (UMINHO – PT)
Carlos Federico Dominguez Avila (Unieuro)
Carmen Tereza Velanga (UNIR)
Celso Conti (UFSCar)
Cesar Gerónimo Tello (Univer .Nacional Três de Febrero – Argentina)
Eduardo Fernandes Barbosa (UFMG)
Elione Maria Nogueira Diogenes (UFAL)
Elizeu Clementino de Souza (UNEB)
Élsio José Corá (UFFS)
Fernando Antônio Gonçalves Alcoforado (IPB)
Francisco Carlos Duarte (PUC-PR)
Gloria Fariñas León (Universidade de La Havana – Cuba)
Guillermo Arias Beatón (Universidade de La Havana – Cuba)
Helmuth Krüger (UCP)
Jailson Alves dos Santos (UFRJ)
João Adalberto Campato Junior (UNESP)
Josania Portela (UFPI)
Leonel Severo Rocha (UNISINOS)
Lídia de Oliveira Xavier (UNIEURO)
Lourdes Helena da Silva (UFV)
Marcelo Paixão (UFRJ e UTexas – US)
Maria Cristina dos Santos Bezerra (UFSCar)
Maria de Lourdes Pinto de Almeida (UNOESC)
Maria Lília Imbiriba Sousa Colares (UFOPA)
Paulo Romualdo Hernandes (UNIFAL-MG)
Renato Francisco dos Santos Paula (UFG)
Rodrigo Pratte-Santos (UFES)
Sérgio Nunes de Jesus (IFRO)
Simone Rodrigues Pinto (UNB)
Solange Helena Ximenes-Rocha (UFOPA)
Sydione Santos (UEPG)
Tadeu Oliver Gonçalves (UFPA)
Tania Suely Azevedo Brasileiro (UFOPA)

Comitê Científico:

Ana Rosete Camargo Rodrigues Maia (UFSC)
Carlos Leonardo Figueiredo Cunha (UFRJ)
Cristina Iwabe (UNICAMP)
Evania Nascimento (UEMG)
Fernando Antonio Basile Colugnati (UFJF)
Francisco Jaime Bezerra Mendonca Junior (UEPB)
Janesca Alban Roman (UTFPR)
José Antonio Chehuen Neto (UFJF)
Jose Odair Ferrari (UNIR)
Juliana Balbinot Reis Girondi (UFSC)
Karla de Araújo do Espirito Santo Pontes (FIOCRUZ)
Lucas Henrique Lobato de Araujo (UFMG)
Lúcia Nazareth Amante (UFSC)
Lucieli Dias Pedreschi Chaves (EERP)
Maria Jose Coelho (UFRJ)
Milena Nunes Alves de Sousa (FIP)
Narciso Vieira Soares (URI)
Orenzio Soler (UFPA)
Samira Valentim Gama Lira (UNIFOR)
Thiago Mendonça de Aquino (UFAL)
Vânia de Souza (UFMG)
Wagner Luiz Ramos Barbosa (UFPA)
Wiliam César Alves Machado (UNIRIO)

Este livro passou por avaliação e aprovação às cegas de dois ou mais pareceristas *ad hoc*.

SUMÁRIO

PREFÁCIO 11
Telma Marques da Silva

CAPÍTULO 1
PENSAR AS VELHICES NA FLOR DA IDADE 19
Adriana Valéria da Silva Freitas
Ludmilla Maria Freitas Gomes Correia

CAPÍTULO 2
IMPLICADORES PARA SEGURANÇA DO PACIENTE À LUZ DAS REPRESENTAÇÕES SOCIAIS DE ENFERMEIROS INTENSIVISTAS 31
Rejane Santos Barreto
Maria Lúcia Silva Servo
Michele de Araújo de Jesus
Endric Passos Matos
Rogério Ribeiro

CAPÍTULO 3
SENTIMENTOS VIVENCIADOS POR PESSOAS NA FILA DE ESPERA PARA TRANSPLANTE RENAL 45
Roberta de Jesus Guimarães
Marluce Alves Nunes Oliveira
Elaine Guedes Fontoura
Joselice Almeida Góis
Thamara Arianny Ventin Amorim Oliveira de Assis
Keccya dos Santos Nunes Gonçalves

CAPÍTULO 4
QUALIDADE DE VIDA DE PESSOAS COM DOENÇA FALCIFORME E O MODELO DE DETERMINAÇÃO SOCIAL DA SAÚDE 61
Candisse Alves de Almeida
Carlos Alberto Lima da Silva
Heros Aureliano Antunes da Silva Maia
Letícia Falcão de Carvalho
Amanda Maria Villas Bôas Ribeiro

CAPÍTULO 5
SENTIDO PARA SE TORNAR RESILIENTE NAS VIVÊNCIAS DAS ESTUDANTES DE ENFERMAGEM À LUZ DO EXISTENCIALISMO FRANKLIANO 77
Iago Barbosa Ribeiro
Adriana Braitt Lima
Elaine Guedes Fontoura
Aline Mota de Almeida
Marluce Alves Nunes Oliveira

CAPÍTULO 6
ASSISTÊNCIA DE ENFERMAGEM AO IDOSO EM CUIDADOS PALIATIVOS EM UNIDADE DE TERAPIA INTENSIVA:
uma revisão integrativa 95
Laís Pinheiro de Brito
Natalí Nascimento Gonçalves Costa
Gisa Conceição Moreira Rios
Maria Lúcia Silva Servo
Celimar Souza Bitencourt

CAPÍTULO 7
DIRETRIZES PARA A CONGRUÊNCIA DO CUIDADO CULTURAL A PESSOAS IDOSAS EM UNIDADE DE TERAPIA INTENSIVA 111
Valdenir Almeida da Silva

CAPÍTULO 8
INCIDENTES CIRÚRGICOS NOTIFICADOS EM UM HOSPITAL DE ENSINO 127
Angela de Souza Barros
Rosana Santos Mota
Valdenir Almeida da Silva
Andreia Santos Mendes
Cristiane Marques de Carvalho
Juliana Cana Brazil Costa

CAPÍTULO 9
ASPECTOS SOCIAIS E PSICOLÓGICOS DO SUICÍDIO 143
Ilckmans Bergma Mugarte
Marcelo Moreira Neumann
Bruna da Silva Duarte Oliveira
Karla Ferraz dos Anjos

CAPÍTULO 10
PRÁTICAS EDUCATIVAS PARA PROFISSIONAIS DA ATENÇÃO PRIMÁRIA À SAÚDE PARA O ATENDIMENTO DE PESSOAS TRANSEXUAIS 163
Alciene Pereira da Silva
Karla Ferraz dos Anjos
Rosinete Souza Barata
Renata da Silva Schulz
Daniela Barbosa Neiva Vidal
Darci Oliveira Santa Rosa

CAPÍTULO 11
DEFICIÊNCIA FÍSICA E ACESSO AOS SERVIÇOS DO SISTEMA ÚNICO DE SAÚDE: uma revisão integrativa 177
Adriana Maria Silva Lima
Gabriela Fákir Naves
Lenir Vaz Guimarães
Nereide Lúcia Martinelli

ÍNDICE REMISSIVO 195

SOBRE AS ORGANIZADORAS E OS AUTORES 199

PREFÁCIO

Foi com honra e alegria que recebi o convite para elaborar o prefácio de uma obra compilada com esmero e dedicação, demonstrando a dimensão dos profissionais da Enfermagem, no âmbito da saúde, bem como o aspecto do termo interdisciplinar devidamente exposto. Certamente a amiga Dr.ª Maria Lúcia Silva Servo, em consonância com as colegas, abaixo mencionadas, me trouxeram surpresa infinita acompanhada de grande responsabilidade. Tentarei traduzir para você leitor, minhas interpretações sobre a magnitude deste livro. Convido todos os profissionais da saúde a mergulharem nos temas, abaixo citados e sentirem a necessidade de conferir a perfeição em cada capítulo. Responder ao convite da colega faz com que a alegria se tome desafio ao ter acompanhado o alto nível da produção científica de Maria Lúcia Silva Servo.

Certamente as compiladoras Amanda Maria Villas Bôas Ribeiro, Maria Lúcia Silva Servo e Rejane Santos Barreto estão contribuindo com uma decisiva parcela da produção científica na área de Enfermagem em parceria com todos os autores, que produziram textos com assuntos relevantes, não apenas para a comunidade científica, mas para a sociedade como um todo.

Estamos vivenciando a pós modernidade e neste século, cada sujeito é autor e ator de sua própria história. Os profissionais da enfermagem se sobressaem neste conceito, a partir do momento que se permitem ao enfrentamento e coragem de momentos conflituosos e desafiantes, como o surgimento de uma pandemia de âmbito mundial, oriunda do vírus da Covid-19, bem como o emergir das tecnologias avançadas, com base na definitiva instalação da Inteligência Artificial – IA, que a cada segundo transformam a assistência ao paciente/usuários em procedimentos robotizados. Estes profissionais se verticalizam de forma profunda, acompanhando o ritmo da criação e aplicabilidade destes procedimentos.

Estar conectado e ao mesmo tempo não se afastar da base que desde as épocas mais remotas remetem os profissionais da enfermagem a vivenciamento constante da humanização, no cotidiano profissional. Neste livro é visível a preocupação que cada estudioso, de acordo com sua área e experiência revela no seu *modus operandi* dos diversos assuntos tratados. A interpretação holística é constante no escrever da obra.

O intra e extra disciplinares devem ser perseguidos por todos os profissionais que se propõe a tornar o mundo melhor. Na seara da enfermagem a tentativa de explorar e entrelaçar as visões multidisciplinares são constantes. Com a escolha do caminhar interdisciplinar percebe-se um transitar de ideias profundas, no que tange a vitrine de exposição de áreas que se entrelaçam.

Nesta publicação, os horizontes delineados por determinar problemas de ordem científica, mas sem afastar, conforme já sinalizados, os rumos que são vividos na área da saúde individual ou coletiva do paciente/usuário e da enfermagem.

A vida é composta por ciclos e neste caminho, em princípio, há tempo para nascer, viver e morrer. No primeiro capítulo deste livro observa-se justamente o último estágio não do morrer em si, mas do envelhecer. As autoras tratam de demonstrar o quanto se faz necessário estudos voltados para este sentido, que concorrem para que um ser viva ou não em plenitude na seara da existência. O idoso no Brasil não se diferencia muito do restante de qualquer idoso, no tocante aos desafios enfrentados nos aspectos biopsicossociais. Atingir a terceira idade é considerado um aspecto extremamente positivo. O estudo demonstra, de forma contundente o que representa o corpo como uma máquina que com o correr dos anos cada peça se desgasta. Umas podem ser trocadas ou retroalimentadas e outras são vitais. O estilo de vida, a cada década avança. Neste aspecto demarca-se hábitos muito próprios e adequados, que conduz o idoso a se cuidar mais assertivamente. Por outro lado, é fundamental o papel e postura da equipe de enfermagem nesse aspecto. O empenho e a força destes profissionais se unem para dar assistência em todos as áreas, que porventura o idoso se adeque de maneira mais confortável.

Em relação ao psiquê envelhecer significa complexidade, no pensar existencial do confronto, em relação há seis décadas, ou mais, vividas com cenários de ordem culturais e conceitos criados, determinados de geração em geração.

Na visão social o estudo aponta para a chegada da vida na terceira idade como indivíduos que decidem viajar, conhecendo horizontes e lugares determinados por vários aspectos geográficas, históricos e culturais.

A construção do estereótipo do idoso não mais produzir no mercado se refaz. Em tempos contemporâneos idosos se multiplicam. O idoso está se redesenhando. A proximidade da finitude não conduz mais idosos a corrida desenfreada para modificação do corpo, considerando-se modelagens oriundas de cirurgias plásticas e rejuvenescimento. Viver o presente é decisão de uma grande maioria.

O mais forte do estudo é a abordagem qualitativa que leva jovens a interpretar a visão do idoso. Estes jovens repassam a visão de ser idoso. Cada um transmite suas preocupações e provocam reflexões sobre a naturalidade de passarem de um ciclo para o outro. De qualquer forma é extremamente positivo o olhar de florescer da juventude ao encontro com o outono e o inverno da vida. São os detalhes que fazem a diferença.

No segundo capítulo consegue-se enxergar uma margem de segurança que os autores objetivamente expressaram. Ao se enxergar pequenos pontos que envolvem o paciente numa UTI hospitalar o estudo revela que a prevenção é o ponto chave para estes enfermeiros. A abordagem do estudo de natureza exploratória usa a Teoria das Representações Sociais (TRS). Com o cuidado da análise, pelo âmbito qualitativo, vinte enfermeiros intensivistas são escolhidos para expor de forma subjetiva, os perigos com graus de maior ou menor preocupação. Dezenove permanecem na pesquisa e assim o estudo é moldado. Em síntese, o núcleo familiar e cuidadores são considerados como grupos e participantes efetivos junto aos profissionais de enfermagem para a prática diária do cuidado intensivo do paciente, que tem prioridade específica como sempre foi, é e será a base de profissionais comprometidos com o bem estar e a saúde do paciente.

Na esteira de cuidados e tratamento de doenças graves, o terceiro capítulo exibe as doenças renais, em específico os sentimentos que os pacientes que estão na condição de futuros transplantados. O que ocorre no aspecto psico emocional de um paciente que é cientificado que deverá passar por uma mudança de um Órgão vital?

O paciente renal é considerado como um sujeito que merece cuidado e observação constantes. Pessoas com Doença Renal Crônica (DRC), maioria das vezes são encaminhadas para o transplante. Um transplante se reporta para espera em filas e o Serviço Nacional de Transplante concorre pelo monitoramento e controle desses transplantes. Para consecução do estudo foi adotado o caráter de natureza exploratório descritivo com abordagem qualitativa, numa clínica especializada de Nefrologia, envolvendo oito portadores de DRC.

Sentimentos como facilidade, desespero, ansiedade, desesperança, esperança e fé são descritos no estudo. A presença e a variedade destes sentimentos remetem o leitor para uma reflexão do que é o altruísmo de doar ou naturalmente oferecer a perspectiva da vida a outro ser, que se torna um ato fantástico. Viver deixa de ser um ato subjetivo para ser coletivo o que traduz o sentimento do homem contemporâneo. Segundo o estudo, os profissionais de saúde devem ter consciência se transporta também para o paciente. Desta forma, a consonância dos trabalhadores inter e transdisciplinares da saúde concorre para diminuição da fila de espera para transplantados renais.

No quarto capítulo observa-se a necessidade de ações coletivas dos profissionais da saúde, em especial, os enfermeiros que se propõem através de uma investigação com o um estudo de natureza transversal demonstrar que a doença falciforme detém um alto índice de morbimortalidade no Brasil. Para tentar diminuir essa incidência necessário se faz, segundo o estudo, que ocorram ações coletivas contundentes e de forma organizada para diminuir esse alto índice que aparece no Brasil.

O texto naturalmente remete a curiosidade do leitor sobre o quadro atual do índice de Anemias Falciformes no país. Até que ponto atualmente ocorrem as ações coletivas envolvendo profissionais da saúde? Avançamos nessas ações ou houve uma estabilização, tendo em vista a instalação de uma pandemia mundial, que em alguns momentos tornou o país como epicentro do Corona vírus? É preciso sempre estarmos alertas. No caso das Anemias Falciformes torna-se claro que devem ser observadas e tratadas, dentro de um quadro cooperativo para resgate do bem-estar da sociedade e da saúde no Brasil.

Ser resiliente é ser resistente nas adversidades. Em tempos de crises contínuas a resiliência das pessoas é mensurada continuamente. O quinto capítulo trata da resiliência dos estudantes de enfermagem, tendo como base a Teoria de Viktor Emil Franki fundador da logoterapia que considera três extratos fundamentais para que um indivíduo viva em plenitude. São eles: o corpo, a mente e o espírito. Este último se sobressai como base de sustentação para os dois primeiros. A fenomenologia é o método escolhido pelos autores de forma extremamente adequada. Neste método consegue-se explicar o não explicável. Como traduzir a resiliência de profissionais que se sentem infelizes com o exercício futuro de sua profissão? Seria paradoxal, mas só um termo se encaixou na situação: resiliência.

Afastamento físico geográfico da família para estudar e trabalhar, provocando saudade dos entes queridos seria uma das justificativas para o descontentamento da categoria. A insegurança e o medo também são sentimentos que perseguem aos jovens profissionais num mercado de trabalho extremamente competitivo. O ponto alto do estudo proporciona um momento de reflexão que considerei com extrema profundidade, oriundo de autor que os escritores muito bem reescreveram. "Quando a situação não puder ser transformada transforme-se".

Na trajetória da vida a longevidade torna-se uma tendência, incluindo as pessoas que chegaram há uma vida plena. Por outro lado, seguindo o estudo, há um ponto de encontro entre os Cuidados Paliativos (CP) e os cuidados na Unidade de Terapia Intensiva (UTI) para essas pessoas que chegam a idade da maturidade. O sexto capítulo apresenta a situação dos enfermeiros frente aos dois tipos de situações.

A pesquisa é composta por uma compilação de estudos. Os autores promovem uma revisão de literatura sobre a questão desse encontro dos cuidados. A pergunta de pesquisa é formulada de forma extremamente adequada na leitura do texto. Uma pergunta pode ser formulada diante das propostas evidenciadas no contexto de estudo. Assim foi a pergunta: Quais as evidências científicas disponíveis na literatura sobre as intervenções de enfermagem frente ao cuidado ao idoso em paliação na UTI? A conclusão revela a importância do profissional da enfermagem nos cuidados paliativos. Neste patamar, os enfermeiros escrevem que se sentem devidamente prontos para o desenvolvimento de suas atividades diante dos pacientes.

Por outro lado, em relação a UTI os enfermeiros ainda se sentem despreparados, necessitando da ajuda cooperativa de enfermeiros especializados, mestres e doutores na área.

O sétimo capítulo apresenta reflexões críticos científicas sobre o momento que o paciente é encaminhado para a UTI com histórico de vulnerabilidade, necessário se faz a observação dos procedimentos técnicos que podem ser adotados de forma técnica sem nenhuma visão crítica.

Para a operacionalização da pesquisa os autores se debruçam na Teoria da Diversidade do Cuidado Cultural (TDUCC), que proporciona uma visão diferenciada do atendimento técnico. A fundadora da teoria enfermeira americana Madeleine Lein considera os cuidados proporcionadas pelos profissionais da enfermagem, considerando-se os pontos de vista culturais que estão no entorno dos pacientes, concorrendo para uma humanização mais efetiva na UTI.

A metodologia foi desenhada com base no âmbito qualitativo. De acordo com os estudos o uso da TDUCC carece de ajustes na UTI frente aos esforços para que sejam considerados a autonomia, a dignidade e o respeito a pessoa idosa em situação de sofrimento e enfrentamento da dor e da vulnerabilidade subjetiva de cada paciente.

O oitavo capítulo trata dos incidentes cirúrgicos notificados em um Hospital de Ensino. No tratamento de algumas doenças necessário se faz que unicamente o procedimento cirúrgico é indicado. A questão se torna mais complexa pelo fato de que deve-se observar cuidadosamente não apenas o cuidado, as etapas devem ser cumpridas durante a cirurgia e no pós cirúrgico.

O estudo adotado pelos autores foi o quantitativo e oferece dados para que o leitor observe que vários fatores foram identificados. A intenção do estudo foi identificar quais os pontos da prática assistencial podem concorrer para evitar um incidente cirúrgico. O estudo revelou na conclusão que os pacientes mais vulneráveis são os do sexo feminino, da cor preta, com baixa escolaridade; o não cumprimento dos protocolos estabelecidos em cirurgias se destacam como item mais provável par a recorrência dos incidentes cirúrgicos.

Desta forma, assim como todos os outros textos adiciona-se mais um para interesse dos leitores, principalmente os profissionais que trabalham na área cirúrgica.

O tema em questão do nono capítulo revela mais uma vez, a riqueza de conteúdo da obra, a saber o suicídio, considerando os aspectos sociais e psicológicos dos pacientes, que emitem um grito de socorro abafado na maioria das vezes causados pelo sofrimento, de ordem mental e falta de perspectiva de futuro de vida. Emily Durkheim e Karl Max se destacaram, dentre tantos pensadores, para dar margem argumentativa sobre a questão em pauta. Um quadro epidemiológico também é apresentado, concorrendo para situações preocupantes sobre o número de pessoas que decidem ceifar a própria vida.

Prevenção é a palavra de ordem para que a população seja tratada, mesmo com todos os desafios que são enfrentados nos nossos dias tais como: isolamento social, competição acirrada entre usuários das redes sociais e tantos outros fatores que concorrem para que o ter se eleve em função do ser. O suicídio deixa claro nesse estudo, que à luz da teoria psiquiátrica, seria considerado um paciente com distúrbios mentais. Necessário se faz que a teoria sociológica se fortifique intensivamente. Cabe aos gestores públicos investirem mais nas políticas públicas, com foco na saúde mental para evitar que o suicídio seja um ponto presente no contemporâneo e no futuro da humanidade. Com a definitiva adoção da lógica de gênero observa-se que os transexuais emergem na sociedade.

O décimo capítulo traz uma excelente discussão sobre o movimento LGBT que se fortifica, exigindo respeito e derrubando preconceitos, que concorre para um olhar dos profissionais da saúde no atendimento de pessoas transexuais.

A metodologia adotada surgiu de uma experiência da realização de oficinas educativas, envolvendo enfermeiras, médicos, técnicos de enfermagem e agentes comunitários vinculados a Estratégia Saúde da Família. As rodas de encontros conduziram os participantes a identificar que existe um biopoder da clínica médica. Todo poder exerce seus efeitos nas categorias profissionais de saúde. As consequências deste poder conduziram os autores ao solicitarem que diante da demanda de transexuais, sejam ampliados os conhecimentos dos profissionais de saúde que trabalham direta e indiretamente com pessoas, visando atendimento mais adequado as pessoas transexuais.

O décimo primeiro capítulo e último capítulo remete o leitor para a situação das pessoas com deficiências físicas e acesso destas ao sistema único de saúde (SUS). Se ocorrem barreiras para que as pessoas sem deficiência viva ou sobreviva no Brasil, as pessoas com deficiência enfrentam verdadeiras muralhas para dar continuidade ao seu dia a dia.

O método utilizado foi a da revisão integrativa, que além da revisão bibliográfica são oferecidos os conteúdos dos textos pesquisados e as suas habilidades práticas.

A pesquisa detectou que as dificuldades de acesso em todos os níveis de atenção à saúde persistem. Os autores solicitam para que haja uma continuidade do acesso aos serviços pelas pessoas com deficiência, sendo responsabilizado ou indicado o SUS para garantir o acesso dessas pessoas sem barreiras.

De acordo com a síntese de cada capítulo enfatizo que a soberania dos estudos qualitativos no livro nos leva a ter certeza da força e atitudes dos profissionais da enfermagem, agindo e participando com outros profissionais de saúde intra e extra muros científicos.

Profissionais comprometidos com sua escolha de atuação decidem que a pesquisa é um caminho para que a visão crítica científica aumente, bem como os resultados de atuação no mercado de trabalho. Os estudos qualitativos também trazem à tona um ponto fundamental a proximidade dos profissionais de enfermagem ao objeto de estudo, envolvendo pessoas e o contexto que as circundam.

Registro meu convite para leitura e disseminação do conteúdo deste livro na certeza que, por mais que haja desafios no caminho, sempre haverá alternativas para se trilhar e dar continuidade ao enriquecimento dos profissionais de enfermagem não apenas no sentido teórico, mas o prático.

Encerro com a mesma alegria que comecei a escrever este prefácio. Fica notório que virão mais e mais produções científicas, tão ricas de conteúdo como essa. A sociedade brasileira científica da área da saúde e o senso comum agradecem.

Telma Marques da Silva[1]
Doutora em Enfermagem.
Professora Associada da Universidade Federal de Pernambuco.

---

1   Doutorado em Enfermagem, Filosofia, Saúde e Sociedade pela Universidade Federal de Santa Catarina (UFSC), concluído em 2004. Mestrado em Enfermagem Médico-Cirúrgica pela Universidade Federal da Bahia (UFBA), concluído em 1996. Licenciatura em Enfermagem pela Universidade Federal de Pernambuco (UFPE), concluído em 1993. Especialização em Enfermagem Médico-Cirúrgica pela UFPE, concluído em 1991. Enfermagem do Trabalho pela (UFPE), concluído em 1981). Residência em Enfermagem Médico-Cirúrgica pela Faculdade de Enfermagem Nossa Senhora das Graças (FENSG), Universidade de Pernambuco (UPE), concluído em 1980. Habilitação em Enfermagem Médico-Cirúrgica pela (FENSG/UPE), concluído em 1979. Graduação em Enfermagem e Obstetrícia pela (FENSG/(UPE), concluído em 1977. Atualmente exerce o Cargo de Professor Adjunto da (UFPE). Coordenadora e Docente da Área de Enfermagem Médico-Cirúrgica. Membro do Colegiado da Pós-Graduação do Curso de Mestrado em Enfermagem - CCS/UFPE. Docente da Disciplina Concepções Epistemológicas do Ser e do Fazer nas Ciências da Enfermagem - Saúde e Educação, do Curso de Mestrado pela UFPE desde 2011. Tutora do Curso de Especialização Didático Pedagógica para Educação em Enfermagem - Ensino a Distância (EAD)/CCS/UFPE. Experiências nas Áreas de Enfermagem Médico-Cirúrgica, Oncológica, Biossegurança e Qualidade de Vida do Trabalhador.

CAPÍTULO 1

PENSAR AS VELHICES NA FLOR DA IDADE

Adriana Valéria da Silva Freitas
Ludmilla Maria Freitas Gomes Correia

Introdução

O envelhecimento tem sido pauta de discussão mundial. Isso se deve a transição demográfica e epidemiológica, as quais refletem mudanças na estrutura etária da população. Em linhas gerais, significa que vem acontecendo uma redução da participação relativa de crianças e jovens, e um aumento proporcional, de adultos e idosos (OLIVEIRA, 2019).

Nesse sentido, como bem aponta Nogueira (2017), esse aumento da população idosa gera uma preocupação, no que tange ao tratamento, dado pela sociedade, aos desafios associados a essa questão, já que o envelhecimento, segundo Ferreira *et al.* (2010), é um processo marcado por mudanças biopsicossociais específicas, associadas à passagem do tempo. Essas alterações, por conseguinte, costumam ser associadas, pela sociedade, a perdas e estereótipos, o que acaba por criar uma imagem negativa da velhice.

A velhice é uma fase da vida que tem início aos 65 anos, nos países desenvolvidos, e aos 60 anos nos países subdesenvolvidos (OMS, 2005). Ou seja, apresenta um conceito baseado na idade cronológica. No entanto, conceituar a velhice perpassa as questões de idade, o que não é bem compreendido socialmente, já que a imagem do jovem, tem uma supervalorização na sociedade contemporânea, principalmente quando está associado à beleza e ao consumo.

Ainda sobre isso, Pereira (2018) afirma que a velhice é um estado, sendo o envelhecimento, um processo que tem significado de movimento contínuo de subjetivação, cuja característica é ser constante e inacabado. E destaca que a imagem da velhice não é valorizada culturalmente, pois não traz perspectivas de novas acumulações de bens consumíveis, mas define-se como momento de despojamento dos orgulhos que caracterizam a juventude.

Nesse sentido, a juventude é sempre muito valorizada. Quer seja por sua relação com consumo e produtividade, quer seja pela própria imagem que também acaba por influenciar a velhice, e provocar uma corrida pela juvenilização dessa fase da vida. Para Matos (2014), a juvenilização se tornou uma crença que tem ganhado força atualmente, e que promete, no caso de investimento nos corpos, que esses não mais envelhecem.

Contudo, essa maneira de pensar a velhice, com busca constante pela juvenilização, estimula o estigma e o preconceito em relação ao envelhecimento, que ainda é muito marcante na fala de pessoas de várias faixas etárias. No estudo de Silva (2017), isso foi abordado quando os participantes que tinham idades entre 50 e 59 anos, colocaram suas percepções negativas relacionadas a velhice em vista das perdas físicas, relativas a vigor, agilidade e beleza. E as positivas estavam relacionadas ao aumento da capacidade de manter a serenidade, o bom senso e a acuidade no raciocínio.

Frente a tudo isso que aqui foi exposto, justifica-se o presente estudo sobre a temática da velhice, pois sendo a mesma um destino que deve ser traçado por cada pessoa, pode ser de maneira saudável em todas as dimensões: biológica, psicológica, social e espiritual.

Importante pontuar o que afirmam Dardengo e Mafra (2018) sobre não haver um consenso para a definição da velhice, porque existem diversas definições desde a antiguidade até a contemporaneidade. Dessa maneira, neste estudo iremos abordar as velhices em sua pluralidade. Assim, esta pesquisa tem como objetivo discutir as velhices na perspectiva de pessoas jovens. Para fundamentar a definição de quem são considerados jovens, o estudo terá como base o Estatuto da Juventude, Art. 1º, § 1º que diz: "Para os efeitos desta lei, são consideradas jovens as pessoas com idade entre 15 (quinze) e 29 (vinte e nove) anos de idade" (BRASIL, 2013).

Metodologia

Este trabalho foi escrito com base em uma pesquisa qualitativa, descritiva realizada com jovens estudantes, compreendendo idades entre 18 e 27 anos. A pesquisa foi feita em uma Instituição de Ensino Superior, localizada na cidade de Salvador-Bahia, e teve como recorte, a maneira como as participantes pensam sobre as velhices.

Foram doze jovens, do sexo feminino, que frequentavam curso de graduação na área da saúde. Os critérios de inclusão foram aceitar participar da pesquisa, e não terem contato anterior com disciplinas que abordassem as temáticas relativas às velhices e ao envelhecimento. Evitando dessa maneira, possíveis vieses por conhecimento consolidado sobre o tema. Como critério de exclusão, as participantes não poderiam estar com matrícula trancada.

A coleta de dados se deu por meio de entrevista semiestruturada. A pesquisa obedeceu aos princípios éticos presentes na Resolução 466/2012, a qual norteia pesquisas com seres humanos, sendo aprovada por Comitê de Ética, constando no parecer o número: 1.756.865. Com o objetivo de garantir o anonimato das participantes, utilizaram-se a letra E para identificar as estudantes de graduação, seguidas do número correspondente a ordem das entrevistas realizadas com elas.

A análise das entrevistas se deu pelo método de análise de conteúdo de Bardin (2017), fundamentada pelos conceitos de velhices e em relação aos estigmas e preconceitos que são atribuídos a essa fase da vida. A partir disso emergiram duas categorias de análise: Categoria 1 – Pensar as velhices olhando o outro; Categorias 2 – Pensar as velhices olhando para si

Resultados e discussão

A seguir apresentaremos as categorias empíricas do estudo, ao tempo em que serão discutidas as falas das participantes, a partir de autores que estudam o tema.

Categoria 1 – Pensar as velhices olhando o outro

As jovens expressavam os seus pensamentos em relação às velhices olhando o outro, a partir de relacionamentos com familiares ou outras pessoas de seu convívio, como vizinhos e amigos. É o que mostram as falas abaixo:

> Pensei sobre essa fase, porque no momento eu estou vivendo um outro aspecto dessa fase, porque minha vó ela está muito velhinha, ela está com 90 e tantos anos, e aí ela está passando por uma parte da velhice, que é a parte mais chata assim, que ela tem que ficar acamada, está impossibilitada de andar. E2
> Eu já pensei sim sobre a velhice. Aqui onde moro, as pessoas não respeitam o idoso e nem sabem como lidar com ele. E3

Os conceitos de velhices foram demarcados pelas jovens, acima referidas, pela preocupação tanto com seus próprios familiares, quanto com uma pessoa idosa inespecífica, mas próxima, no caso de viverem no mesmo bairro ou comunidade. A observação foi de que essas pessoas idosas sofrem a exclusão tanto da estrutura social, quanto das relações intergeracionais, e que isso afeta a maneira como são vistas e tratadas de uma forma geral.

Nesse sentido, o pensar as velhices na perspectiva de olhar o outro, e quando este outro é uma avó, avô, pai, mãe, tia ou tio, esse lugar de relação de parentesco tem uma influência grande, tanto no sentido de não querer ver seu ente como dependente de cuidado, como de gerar uma preocupação consigo mesmo, enquanto familiar cuidador que precisará dispensar tempo para esse cuidado. Na fala a seguir pode-se perceber essa inquietação de uma das participantes do estudo:

> Para mim envelhecer é uma fase cheia de desafios assim como se tornar adolescente ou chegar a fase adulta, porque existem transformações no corpo e na alma onde a matéria começa a sentir as décadas de vidas e muitas vezes chega a adoecer. O ritmo e intensidade das tarefas diárias tende a diminuir, é o que muitas vezes leva as famílias e os idosos a sofrer porque não estão socialmente preparadas para acolher a velhice. E1

Estudo de Alves e Garcia (2020), afirma que ainda é um tabu pensar sobre o planejamento da velhice de familiares. Os autores mostram que esse comportamento pode ser uma forma de defesa em relação às alterações do envelhecimento. Sendo que a universidade tem um papel fundamental para desmistificar estereótipos e possíveis preconceitos.

No entanto, outro aspecto importante no pensar as velhices olhando o outro, é a relação entre a pessoa idosa e o cuidador familiar. Nesse sentido, Gutierrez *et al.* (2021) afirmam que pensar as velhices do outro, quando este outro é um familiar, acaba esbarrando em questões como renunciar a projetos de trabalho profissional, a atividade de cuidador não ser valorizada, o sentimento de isolamento social, não ter tempo para se cuidar e os conflitos familiares que por vezes acontecem, provocando constrangimentos e até situações de maus tratos de idosos.

A fala a seguir ilustra essa preocupação:

> Quando a gente pensa nessa fase da vida, é em relação aos pais. O que será da velhice de nossos pais? Como a gente vai agir, interagir nesse processo de velhice deles, como é que a gente pode ajudar, como vamos fazer para a continuação da autonomia deles. E5

Dessa maneira, é fundamental que os cuidadores familiares possam ter a colaboração de uma rede de apoio que possa ajudar no cuidado ao idoso. A rede de apoio aos cuidadores de pessoas idosas é um fator que deve ser levado em consideração. Pensando em relação aos serviços de saúde, os profissionais que atuam em serviços de atenção básica, especialmente aqueles que realizam atenção domiciliar, precisam considerar a família também como parte do cuidado integral à pessoa idosa (KOBAYASI, 2019).

Nesse sentido, a rede de apoio acaba sendo também um recurso que faz com que se pense nas velhices do outro, e quando as participantes deste estudo apontaram que ao olhar o idoso no contexto do local em que vivem, percebem a falta de cuidado e de estrutura que se tem para as velhices do outro.

A percepção quanto a falta de respeito e de empatia com as velhices do outro, pode estar relacionada com o que Alcantara (2021) refere sobre dispor de uma lei específica para garantir os direitos da velhice, como o Estatuto do Idoso, não bastar. É preciso que desde a idade mais tenra, na família, seja estimulado o respeito ao outro, a afetividade, o valor das emoções, a empatia, que são valores cruciais que devem acompanhar a formação do indivíduo em outros ambientes como por exemplo, a escola.

Essa necessidade de ampliar as discussões sobre o envelhecimento e a velhice, coadunam com o que a OPAS e a OMS vêm estimulando, através da discussão sobre a Década do envelhecimento saudável 2020-2030, uma estratégia que pode ser desenvolvida em 04 áreas de ações.

A área I se refere a importância de mudar a forma como pensamos, sentimos e agimos com relação à idade e ao envelhecimento. A área de atuação II visa garantir que as comunidades promovam as capacidades das pessoas idosas. A área III diz respeito a entregar serviços de cuidados integrados e de atenção primária à saúde centrados na pessoa, e adequados à pessoa idosa. A área IV objetiva propiciar o acesso a cuidados de longo prazo às pessoas idosas que necessitem (OPAS/OMS, 2021).

Dessa maneira, a fala da jovem entrevistada descrita abaixo demonstra preocupação com as velhices que são dependentes. E ainda se percebe que há uma maneira de comentar sobre o tema de forma pejorativa, e que infantiliza a pessoa idosa, principalmente aquelas que são dependentes, como se ela voltasse a fase da infância.

> Eu acho que a depender de cada pessoa acho que é uma fase difícil, é como se eu voltasse a ser um bebê e a depender de outras pessoas. Porque é uma fase que você começa a ter dificuldades com o movimento, visão, audição. Óbvio que tem aquelas pessoas que não têm, mas tem muita gente que sente isso. A depender da velhice, a velhice é você depender do outro. E4

Diante do exposto, a discussão que se fez em torno dessa primeira categoria trouxe a reflexão de que é preciso desmitificar as relações de pré-julgamento no que diz respeito às velhices do outro, buscando mudar a forma como agimos em relação ao envelhecimento. Sendo assim, promover e estimular o envelhecimento saudável é uma ação que pode ser iniciada a partir da reflexão sobre a própria velhice. É o que a próxima categoria irá abordar a seguir.

Categorias 2 – Pensar as velhices olhando para si

As jovens estudantes também revelaram que quando pensam sobre as velhices, olham para si e mostram sentimentos como medo da dependência de outras pessoas. Algumas falas expressam esse pensamento:

> Eu tenho medo, tenho medo de quando eu ficar velha, ter que depender das pessoas porque geralmente é assim. E1
> Eu já pensei sim sobre minha velhice. E o que eu acho dessa fase da vida é que deve ser, provavelmente, a mais complicada. Para mim essa é a fase mais complicada da vida, é quando você é o idoso. E3

Essas falas corroboram com o estudo de Fort, Skura e Brisolara (2017), o qual aborda sobre como a idade e a aparência tem sido revelada e discutida com maior frequência na mídia, demonstrando o medo que se tem de envelhecer, a insatisfação com a imagem e a não aceitação da idade.

Esse medo de envelhecer pode gerar uma experiência negativa referente ao processo de envelhecimento. O estudo de Delboni *et al.* (2013) faz essa afirmação quando mostra que a pessoa que tem medo de envelhecer, considerada como gerontosfóbica, apresenta ansiedade patológica, com um medo exacerbado, que pode afetar a vida, causando tensões, angústias e preocupações exageradas. O que faz com que busque, a qualquer custo, pela "fonte da juventude", desconsiderando os riscos relacionados a essa prática.

Nesse sentido, é importante que seja realizada a divulgação de maneira clara e objetiva sobre o significado do envelhecimento, como um processo natural, universal que precisa de ser estimulado para que a pessoa tenha autonomia e independência (COLUSSI; PICHLER; GROCHOT, 2019).

Isso vai colaborar para que a população perca o medo de envelhecer, implicando em um processo de grandes transformações. Assim sendo, é importante a ajuda do profissional gerontólogo e /ou que tenham especialização em gerontologia, e ainda da sociedade de uma maneira geral, para que esta fase seja bem vivida, protegendo e ajudando também os idosos, para que estes não se sintam rejeitados e não vivam com medo de envelhecer (RODRIGUES, 2012).

As jovens também referiram preocupação em olhar a sua própria velhice como um momento da vida em que poderão aproveitar o que na juventude não foi possível, conforme mostram as falas abaixo:

> Penso como eu seria quando eu estivesse com mais idade, quando eu estivesse mais velha, imagino que seja mais ou menos uma fase de descansar, de aproveitar o que as vezes a gente não aproveita quando é jovem. E10

> Eu penso sim se eu quero chegar lá, claro quero sim chegar na velhice. As pessoas têm o costume de dizer: que você tem sorte se hoje você conseguir ficar velho, porque muita gente enxerga a velhice como algo incapacitante. E2
> Precisa pensar a velhice com aquele olhar de acolhimento, que tenha atenção e aí a gente tem que saber equilibrar sobre o seu conhecimento e saber também... é isso. E5

O pensar a velhice com acolhimento e atenção tem uma grande importância para que seja possível viver essa fase da vida em sua plenitude, independente das possibilidades de limitações que venham ocorrer.

Estudo realizado sobre revisão da produção acadêmica brasileira acerca de suas representações sociais, em relação a velhice e juventude, mostrou que para os jovens, a velhice esteve relacionada com ganhos, ilustrados através de palavras como virtude, atenção, aposentadoria, mas também apontando as perdas, mencionadas com palavras como: doença, fim da vida, incapacidade física e aparecimento de rugas e cabelos brancos (NASCIMENTO; CALSA, 2017).

Para Sobrinho e Osório (2021) a velhice permanece sendo percebida desde a antiguidade até os dias atuais, de forma idêntica, algo negativo, que expressam terror, como se a velhice não fosse chegar a todos. Por outro lado, também é fundamental considerar outras visões, como aquelas que expressam caráter positivo.

Nesse sentido, pensar as velhices na flor da idade deve ser imperativo, pois essa expressão tem significado atribuído ao desabrochar, nascer para vida, é a época da juventude. Sendo assim, é uma fase em que se pode ter condições de conduzir a vida na busca de melhores condições de saúde, mudanças de hábitos. E, no sentido de entender que as velhices podem sim, ser uma fase de grandes conquistas. E porque não dizer, que também seja considerada como uma fase na flor da idade.

Considerações finais

O objetivo traçado por esse estudo foi alcançado na medida em que se discutiu o que jovens de 18 a 27 anos pensam sobre as velhices. Contudo, a pesquisa teve limitações em relação às referências que trouxessem essa perspectiva de pensar as velhices olhando o outro, e pensar as velhices olhando para si mesmo. Sendo essa a resposta inovadora para trabalhos com esse objeto.

Estudos geralmente abordam esse tema apontando aspectos positivos, considerados como ganhos que se tem com o envelhecimento, e com o alcance da velhice. E aspectos negativos, quando a perspectiva é que o envelhecimento promove perdas, e a velhice é a fase mais complicada da vida.

Diante do exposto, é importante que outras pesquisas sejam realizadas, buscando o olhar da juventude para as velhices, olhando os velhos e velhas que se relacionam e, olhando também para si mesmos. Isso poderá fazer com que seja possível uma autoavaliação e, consequentemente, a identificação de que é preciso investir nas velhices, antes mesmo que se esteja vivenciando as suas características.

REFERÊNCIAS

ALCÂNTARA, Adriana. Diálogos com o Estatuto do Idoso e Paulo Freire: a velhice para além do antigamente, uma possibilidade de Ser Mais. **Revista Kairós**: Gerontologia, v. 24, n. 1, p. 199-212, 2021. Disponível em: 53938-161194-1-SM (1).pdf. Acesso em: 28 abr. 2021

BASTOS, Alice, *et al.* Envelhecimento ao longo da vida e prática gerontológica: Algures entre o pronto-avestir e o fato à medida?. **Exedra**: Revista Científica, n. 2, p. 11-28, 2015. Disponível em: Envelhecimento ao longo da vida e prática gerontológica: Algures entre o pronto-avestir e o fato à medida? – Dialnet (unirioja.es). Acesso em: 28 abr. 2021

BARDIN, L. **Análise de Conteúdo**. Lisboa, Portugal, Edições 70, 2017

BRASIL. **Estatuto da juventude** [recurso eletrônico]: Lei nº 12.852, de 5 de agosto de 2013, e legislação correlata. 2. ed. Brasília: Câmara dos Deputados, Edições Câmara, n. 166, 2013. Disponível em: L12852 (planalto.gov.br) Acesso em: 25 abr. 2021

COLUSSI, Eliane Lucia; PICHLER, Nadir Antonio; GROCHOT, Lucimara. Percepções de idosos e familiares acerca do envelhecimento. **Revista Brasileira de Geriatria e Gerontologia**, v. 22, n. 1, 2019. Disponível em: pt_1809-9823-rbgg-22-01-e180157.pdf (scielo.br). Acesso em: 25 abr. 2021

DARDENGO, Cassia Figueiredo Rossi; MAFRA, Simone Caldas Tavares. Os conceitos de velhice e envelhecimento ao longo do tempo: contradição ou adaptação? **Revista de Ciências Humanas**, n. 2, 2018.

DELBONI, Bárbara Slonski, *et al.* Gerascofobia–o medo de envelhecer na contemporaneidade. **Revista Brasileira de Ciências do Envelhecimento Humano**, v. 10, n. 2, 2013, Disponível em: Gerascofobia – o medo de envelhecer na contemporaneidade | Revista Brasileira de Ciências do Envelhecimento Humano (upf.br) Acesso em: 25 abr. 2021

FERREIRA, Olívia Galvão Lucena *et al.* Significados atribuídos ao envelhecimento: idoso, velho e idoso ativo. **Psico-USF**, v. 15, n. 3, p. 357-364, 2010.

FORT, Mônica Cristine; SKURA, Ivania; BRISOLARA, Cristina. Convenções corporais e o medo de envelhecer: Ideais de juventude e beleza midiáticos versus aceitação pessoal e social da imagem real. **Revista Observatório**, v. 3, n. 1, p. 183-204, 2017. Disponível em: Vista do Convenções corporais e o medo de envelhecer: Ideais de Juventude e Beleza Midiáticos Versus Aceitação Pessoal e Social da Imagem Real (uft.edu.br). Acesso em: 25 abr. 2021

GARCIA, Patrícia; ALVES, Cássia Ferrazza. O Planejamento da velhice na perspectiva de estudantes universitários. **Diaphora**, v. 9, n. 1, p. 18-24, 2020.

GUTIERREZ, Denise Machado Duran *et al.* Vivências subjetivas de familiares que cuidam de idosos dependentes. **Ciência & Saúde Coletiva**, v. 26, p. 47-56, 2021. Disponível em: SciELO – Saúde Pública – Vivências subjetivas de familiares que cuidam de idosos dependentes Vivências subjetivas de familiares que cuidam de idosos dependentes (scielosp.org) Acesso em: 30 abr. 2021

KOBAYASI, Dyeni Yuki, *et al.* Sobrecarga, rede de apoio social e estresse emocional do cuidador do idoso. **Avances en Enfermería**, v. 37, n. 2, p. 140-148, 2019. Disponível em: Sobrecarga, rede de apoio social e estresse emocional do cuidador do idoso – Dialnet (unirioja.es) Acesso em: 30 abr. 2021

MATOS, Cássio Luiz Aragão. A juvenilização do idoso na cultura de consumo: construção de identidades e culto ao corpo. *In*: **18º REDOR**, p. 488-503, Recife, 2014. Disponível em: www.ufpb.br/evento/index.php/18redor/18redor/paper/viewFile/1933/657. Acesso em: 30 abr. 2021

NASCIMENTO, Mariana Costa; CALSA, Geiva Carolina. Velhice e juventude: revisão da produção acadêmica brasileira acerca de suas representações sociais (2005-2015). **Educação & Formação**, v. 2, n. 2, p. 131-143, 2017. Disponível em: Vista do Velhice e juventude: revisão da produção acadêmica brasileira acerca de suas representações sociais (2005-2015) (uece.br) Acesso em: 30 abr. 2021

NOGUEIRA, Jéssica de Menezes. **Representações sociais de adolescentes escolares sobre envelhecimento e tecnologias de cuidado-educação**. (Tese de doutorado) Universidade Federal do Rio de Janeiro, 2017, p. 159.

OLIVEIRA, Anderson Silva. Transição demográfica, transição epidemiológica e envelhecimento populacional no brasil. **Hygeia-Revista Brasileira de Geografia Médica e da Saúde**, v. 15, n. 32, p. 69-79, 2019. Disponível em: Transição demográfica, transição epidemiológica e envelhecimento populacional no brasil | Hygeia – Revista Brasileira de Geografia Médica e da Saúde (ufu.br) Acesso em: 23 abr. 2021

OMS. **Envelhecimento ativo**: uma política de saúde / World Health Organization; tradução Suzana Gontijo. – Brasília: Organização Pan-Americana da Saúde, 60p, 2005.

OPAS – OMS. **Década do envelhecimento saudável 2020-2030**. Disponível em: Década do Envelhecimento Saudável 2020-2030 – OPAS/OMS | Organização Pan-Americana da Saúde (paho.org) Acesso em: 05 maio 2021

RODRIGUES, Ana Margarida Serôdio Monteiro. **O medo de envelhecer**: (e o papel do gerontólogo). 2012. Disponível em: Repositório Comum: O medo de envelhecer: (e o papel do gerontólogo) (rcaap.pt) Acesso em: 05 maio 2021

SANTOS, Maria de Fátima de Souza. Velhice: uma questão psicossocial. **Temas psicol**. v. 2, n. 2, p. 123-131, Ribeirão Preto, ago. 1994. Disponível em: http://pepsic.bvsalud.org/scielo.php?script=sci_arttext&pid=S1413-389X1994000200013&lng=pt&nrm=iso. Acesso em: 12 abr. 2021.

SILVA, Alcione de Oliveira *et al*. **Percepções de pessoas quinquagenárias sobre o processo de envelhecimento**. 2017. Dissertação (Mestrado) – UFV Locus Repositório Institucional da UFV: Percepções de pessoas quinquagenárias sobre o processo de envelhecimento

SOBRINHO, Marcelo Henrique de Jesus Flores; OSÓRIO, Neila Barbosa. A interpretação da velhice da antiguidade até o século XXI. **Nova Revista Amazônica**, v. 9, n. 1, p. 175-187, 2021. Disponível em: A interpretação da velhice da antiguidade até o século XXI | Sobrinho | Nova Revista Amazônica (ufpa.br) Acesso em: 12/04/ 2021

PEREIRA, Helder Rodrigues. A imagem da velhice como espelho despedaçado. **Mal-Estar e Sociedade**, v. 8, n. 1, p. 19-40, 2018. Disponível em: Vista do A imagem da velhice como espelho despedaçado (uemg.br). Acesso em: 04 maio 2021

CAPÍTULO 2

IMPLICADORES PARA SEGURANÇA DO PACIENTE À LUZ DAS REPRESENTAÇÕES SOCIAIS DE ENFERMEIROS INTENSIVISTAS

Rejane Santos Barreto
Maria Lúcia Silva Servo
Michele de Araújo de Jesus
Endric Passos Matos
Rogério Ribeiro

Introdução

A segurança do paciente constitui uma tendência mundial e emergente das organizações em saúde, na tentativa de priorizar ações e condutas assertivas nos cenários de cuidados, com escopo para impedir e precaver os desfechos adversos da assistência à saúde. Para Wachter (2013), a segurança do paciente nos espaços de saúde se configura em dimensão de qualidade, e encontra-se relacionada aos desafios que o profissional de saúde deve buscar no aprimoramento da assistência livre de danos, devendo estar norteada por eficácia, eficiência, conhecimento técnico-científico e domínio de modernas tecnologias.

Nesse sentido, há uma inclinação contemporânea em adotar a proposta de repensar os processos assistenciais como forma de intervir nas falhas antes que causem danos aos pacientes, isto é, no curso de atenção à saúde (BRASIL, 2017). A compreensão atual defende que é possível implementar estratégias para prevenir ou minimizar a ocorrência do erro e ou situações inseguras, deste modo, conhecer os riscos é o diferencial para um processo de assertividade de condutas, qualidade assistencial e consequentemente segurança do paciente.

Considerando os diferentes tipos de cenários em saúde, as Unidades de Terapia Intensiva (UTI) são apontadas como espaços com propensão potencializada a situações inseguras, a erros e falhas no curso do processo assistencial, devido a diversidades de tecnologias necessárias no cuidado aos pacientes críticos e pela característica peculiar do ambiente complexo, que remete ações especializadas, exigindo tomada de decisões rápidas e assertivas pela equipe (SILVA; FERREIRA, 2012).

Assim, pensando na dimensão tecnológica do cuidado intensivo, ambiente matizado por aparatos e equipamentos especiais, protocolos específicos, e demandas emergentes frente à criticidade do paciente, é percebido que falhas nos processos podem ultrapassar a dimensão individual e advir do plano sistêmico. Nessa direção, reforça-se que a atribuição individual de culpa muitas vezes é inapropriada e que é preciso construir defesas, promover sabedoria na gestão dos erros e ter habilidade para o desenvolvimento da resiliência organizacional, que tem como pilar conhecer as situações inseguras e discutir possibilidades de intervenções de forma precoce (ARMITAGE, 2009).

Os enfermeiros intensivistas, no seu saber/fazer cotidiano, além da função assistencial e de coordenador da dinâmica laboral da unidade, assumem o papel de elo entre o paciente e a equipe multiprofissional, isto é, de mediador das relações interpessoais no ambiente de trabalho, o que favorece o encadeamento e resolutividade das condutas. No entanto, estes profissionais se mostram mais suscetíveis a erros no curso de trabalho, tendo em vista que o automatismo da profissão impulsiona a um falso domínio do processo. Ademais, estes profissionais se deparam cotidianamente com situações inseguras, condições que colocam em risco a integridade física e ou a saúde do ser cuidado, que podem advir de irregularidades técnicas (defeitos/falhas) e ou humanas (condutas não pertinentes/negligências), constituindo-se em implicadores à assistência segura.

Cabe destacar que no processo de construção da realidade social, no curso do seu trabalho, o enfermeiro de terapia intensiva tenta compreender qual grupo ele pertence e que espaço ocupa neste mundo social, busca entender como as relações são estabelecidas, recebem e processam informações a partir de significados próprios, assumindo uma postura crítica, reflexiva na construção da sua identidade social, a partir de suas Representações Sociais (RS).

Para Servo e Góis (2017, p. 146) uma RS "é o produto e o processo de uma atividade de construção mental do real", elaborada por um sistema psíquico que processa e categoriza as informações. Para essas autoras, a construção do real se dá a partir de informações, valores atitudes e impressões que o indivíduo recebe através de seus sentidos, recolhe ao longo de sua história e que permanece na sua memória, a partir das relações que mantém com os outros indivíduos ou grupos (SERVO; GÓIS, 2017).

Contudo, as RS direcionam a compreensão de sentidos relacionados à prática do enfermeiro intensivista, deste modo, todas as interações nos espaços críticos de cuidado, sejam elas entre duas pessoas (enfermeiro-paciente) ou entre o grupo (enfermeiro-equipe multiprofissional), pressupõe representações, e estas são elaboradas no decorrer do processo de comunicação e interação social, e abrange dimensões cognitivas, sociais e psicológicas na construção do conhecimento.

Para Reis e Bellini (2011) as representações exercem papel importante na dinâmica das relações sociais, uma vez que são partilhadas pelas pessoas e influenciam comportamentos individuais e coletivos. Assim, conhecer implicadores para segurança do paciente à luz da Representações Sociais de enfermeiros intensivistas, objetivo desse estudo, permitirá entender como este profissional enquanto ser social constrói seus conceitos e práticas acerca do cuidado complexo seguro, e como seus saberes, sentimentos, valores e cultura irão influenciar em tais cuidados.

Acreditamos que o potencial de alcance das RS frente à temática tenha possibilidade de dialogar e sinalizar novos itinerários de transformações dos espaços de cuidados intensivos e de suas interrelações, configurando-se como fomento para ressignificação de sentido e de desenvolvimento de dimensões atitudinais do enfermeiro intensivista frente à segurança do paciente.

Método

Pesquisa de natureza exploratória com abordagem qualitativa, com base no aporte teórico metodológico da Teoria das Representações Sociais (TRS). Trata-se de recorte de uma dissertação de mestrado desenvolvida em 2019 no Programa de Mestrado Profissional em Enfermagem (MPE) do Departamento de Saúde da Universidade Estadual de Feira de Santana (UEFS), Bahia, intitulada "Representações Sociais de Enfermeiros Intensivistas sobre Segurança do Paciente" (BARRETO, 2020) .

O cenário de pesquisa foi um hospital privado de grande porte de uma capital brasileira, tendo como lócus 02 UTIs, que atendiam a diversas especialidades. Participaram da pesquisa 20 enfermeiros intensivistas, selecionados a partir de critérios de inclusão: mínimo de seis meses de atuação no serviço e atuação direta na assistência ao paciente, e critérios de exclusão: profissionais que se encontravam em licença maternidade/saúde ou gozo de férias no período da coleta e coordenadores por desenvolverem atividades ligadas à gestão. Vale destacar que houve recusa de 01 participante, a despeito de atender aos critérios de inclusão.

Para assegura o rigor metodológico foi adotado as diretrizes do *Consolidated Criteria For Reporting Qualitative Research* (COREQ), seguindo o *checklist* de pesquisa qualitativa em todas as etapas, dentre esta a aproximação com o campo de pesquisa, que ocorreu por meio da divulgação e apresentação do projeto de pesquisa na instituição pesquisada, onde foram destacados as possibilidades de alcance de intervenção da pesquisa para realidade estudada. Também houve formalização individual por meio de convite impresso entregue a cada potencial participante do estudo.

A coleta de dados ocorreu por meio da entrevista semiestruturada, na busca de aprofundar conhecimentos sobre situações inseguras vivenciadas no cotidiano de trabalho, isto é, da realidade vivida e acessar outros elementos latentes das RS. Os dados da pesquisa foram coletados entre os meses de junho e agosto de 2019, com anuência do serviço, e em sala privativa. O instrumento de coleta utilizado foi previamente testado, e contemplou dados objetivos referentes à caracterização dos participantes e questões subjetivas que procuraram atender ao objetivo da pesquisa. A entrevista teve duração média de 10-15 minutos.

O material empírico produzido pela entrevista seguiu as etapas da análise de conteúdo de Bardin (2016), contemplando três etapas: organização do material, exploração do material e interpretação e síntese dos achados, permitindo a descrição objetiva e sistemática do conteúdo manifesto da comunicação.

Nessa direção, enquanto técnica de coleta abrangente, a entrevista privilegiou a interação social, percorreu o campo subjetivo das ideias e significados por meio da espontaneidade e interação dos sujeitos. Cabe destacar, que a TRS e a técnica de análise de conteúdo são complementares, a partir da perspectiva do processo de comunicação como ponto comum, são modos de interpretação da realidade, refletem os comportamentos e práticas sociais dos participantes.

Assegurando o rigor ético, esta pesquisa foi desenvolvida somente após aprovação por Comitê de Ética em Pesquisa com seres humanos (CEP), Parecer n. 3.239.115/2019, e em consonância com as Resoluções n. 466/2012 e 510/2016 do Conselho Nacional de Saúde (CNS) do Ministério da Saúde Brasileiro, que trata da ética em pesquisas com seres humanos. A participação na pesquisa foi condicionada à aceitação e assinatura do Termo de Consentimento Livre e Esclarecido (TCLE) pelos participantes após estarem cientes do tema, justificativa, objetivos, benefícios e riscos da pesquisa. Os conteúdos dos discursos foram nominados com codinomes de drogas sedativas (precedex, fentanil, dormonid e propofol), garantindo o anonimato dos entrevistados.

Resultado e discussão

As RS dos enfermeiros pesquisados frente aos implicadores para segurança do paciente no ambiente de cuidado crítico apontaram sentimentos, dificuldades e falhas no curso do processo assistencial, que envolvem riscos latentes, quebras de protocolos, gestão de risco incipiente, ruídos na comunicação, além de fragilidades no engajamento da família.

Nesta direção, as RS dos participantes do estudo sinalizam que falhas oriundas do processo assistencial refletem riscos, muitas vezes conhecidos, e que não sofre intervenção de forma adequada, vejamos:

> [...] então vou dar um exemplo de um antibiótico que a gente sabe, que o farmacêutico sabe, que o risco de flebite é grande, [...] mas você mantém aquele antibiótico em acesso periférico, num paciente que é idoso, que tem fragilidade capilar, então muitas barreiras, muitas pessoas envolvidas, [...] você tem o médico, quê dispara para o médico também a medicação quando ela tem um nível alto de irritação a nível periférico, você tem um grupo de estudo aqui no hospital de terapia intravenosa, e a esse despeito a gente ainda tem muitos casos de flebite em pacientes que usam antibiótico em acesso periférico, então acho que falta um alinhamento de todos os pares na verdade, de todo mundo que compõe a equipe multidisciplinar. (Precedex).

A flebite é uma complicação local, comum da terapia intravenosa periférica, indica uma inflação no vaso e pode ser classificada como mecânica, por trauma durante punção e ou manuseio do cateter; química, proveniente de infusão de drogas irritantes e ou vesicantes; bacteriana, pela contaminação por agentes infecciosos durante punção e ou administração de medicamentos (ROQUE; MELO, 2010).

Em cenários de cuidados complexos, a equipe multiprofissional é corresponsável pela vigilância na terapia intravenosa, com alcance para minimizar essa incidência, assegurando, ao mesmo tempo, que os pacientes recebam o tratamento de forma adequada e oportuna. Deste modo, a terapia intravenosa é uma parte integral da prática do enfermeiro intensivista, que deve possuir conhecimentos e habilidades necessárias para estabelecimento e manutenção de dispositivos intravenosos, sobre o sistema venoso do paciente que assiste, bem como sobre características físico-químicas dos medicamentos administrados.

As representações contidas no conteúdo dos discursos refletem dimensões do conhecimento e atitudinais, quando sinalizam que não basta apenas o reconhecimento do risco, sendo necessários responsabilidade e comprometimento multiprofissional. Tal fato se torna mais implicador, quando é revelado que a despeito de existirem muitas barreiras superpostas, estas não se mostram eficazes para não ocorrência do risco de flebite, refletindo uma fragilidade no processo assistencial, na cultura de segurança e até mesmo comunicação ineficaz entre as equipes multiprofissionais.

Discutindo sobre terapia intravenosa e risco, Milutinović, Simin e Zec (2015) mencionam que o conhecimento dos enfermeiros e identificação precoce de fatores de risco para o desenvolvimento de flebite tem alcance a reduzir complicações, refletindo diretamente na qualidade do cuidado prestado, segurança do paciente, índices de satisfação do paciente e, ao mesmo tempo, reduz o tempo de permanência hospitalar e o custo total dos cuidados de saúde.

Entretanto, um processo assistencial seguro em terapia intravenosa, é composto por dimensões multidisciplinares e necessita alinhamento entre os pares responsáveis. Uma cultura de segurança do paciente positiva tende a oportunizar menos riscos e/ou EAs, e a ancoragem desta compreensão é reflexo de diálogos, sobreposições, aglutinação e transferência de conhecimentos entre os atores desse processo, sobretudo a partir do entendimento da responsabilidade e comprometimento com a segurança do paciente (COSTA, 2014).

Frente às observâncias e concepções apreendidas, as representações revelam comportamento de risco no quesito identificação do paciente.

> Outro dia [...] passaram um plantão de um paciente e aí quando o paciente chegou, a sorte que o paciente estava acordado, que na hora que a gente chamou o paciente pelo nome, que tinha passado plantão, ele fez: "não meu nome não é esse não, meu nome é outro", e o paciente estava com a pulseira do outro, e o prontuário que veio foi do outro e o plantão que tinham passado era do outro, e quem veio era outro paciente. Então assim quanta de errado podia ter gerado se fosse um paciente que chegasse acamado, que não respondesse, que não contacta-se, que a família não tivesse ali, na hora que estávamos conferindo a pulseira. Então é preciso confirmar se o paciente que estava ali com aquela pulseira, como é seu nome? Confirme-me a data de nascimento? Acho que são medidas tão simples que a gente se passa principalmente enfermeiro de UTI [...] eu percebo no meu dia a dia que isso é muito falho, muito falho, tanto que geralmente agente nem olha se o paciente está com a pulseira ou não. (Fentanil).

A identificação correta do paciente é o ponto de partida para a execução das diversas etapas de cuidado no contexto em saúde, garantindo segurança no processo assistencial. Essa ação assegura que em qualquer situação, mesmo naquelas em que o paciente não pode responder por si mesmo, haja atendimento correto para a pessoa certa (BRASIL, 2013a).

O PNSP lançou em 2013 o protocolo de identificação do paciente, que tem como finalidade garantir a correta identificação do paciente, a fim de reduzir a ocorrência de incidentes. Com base neste documento, erros de identificação do paciente podem ocorrer, desde a admissão até a alta do serviço, em todas as fases do diagnóstico e do tratamento. Alguns fatores podem potencializar os riscos na identificação do paciente como: estado de consciência do paciente, mudanças de leito, de setor ou de atendimento profissional dentro da instituição, dente outras circunstâncias no ambiente (BRASIL, 2013b).

O processo de identificação do paciente deve ser capaz de identificar corretamente o indivíduo como sendo a pessoa para a qual se destina o serviço (medicamentos, sangue ou hemoderivados, exames, cirurgias e tratamentos). Deste modo, para assegurar que todos os pacientes sejam corretamente identificados, é necessário usar pelo menos dois identificadores em uma pulseira branca padronizada, colocada num membro do paciente para que seja conferido antes do cuidado, tais como: nome completo, número de identificação do prontuário ou data de nascimento (BRASIL, 2013a).

As RS apreendidas, não apenas sinalizam erro de identificação do paciente, mas comportamento de risco de não checagem desta identificação mediante realização de cuidados, por exemplo, na transferência do doente da unidade de emergência para unidade de terapia intensiva, o que é preconizado pelo Ministério da Saúde, implicando em descumprimento ao protocolo de identificação do paciente (BRASIL, 2013a). Em contrapartida há reconhecimento de fragilidade de conferência de identificação, checagem da pulseira, por parte do enfermeiro no cuidado intensivo.

Notamos que a grande maioria dos erros assistenciais em unidades intensivas geralmente encontra-se atrelado às ações que a equipe conhece, nos cuidados e procedimentos repetitivos, "corriqueiros", em que o automatismo da profissão máscara um falso controle, isto é, um "pseudo domínio", dentre estas ações, a conferência da pulseira de identificação do paciente. Outro fator que pode estar associado a esse comportamento inseguro é o quantitativo menor de pacientes sobre sua responsabilidade e a maior sensação de comando, a despeito de enfermeiros de unidade de internação ou de emergência que assistem maior quantidade de pacientes.

Observamos, no entanto, falha no processo de transição do cuidado, uma vez que a falta de precisão dos dados ou inconsistência de informações foi também revelada a partir da RS apreendida, que aponta para fragilidade e incongruência na passagem de plantão, talvez ocasionadas pelo erro de identificação.

Segundo Olino *et al.* (2019), a comunicação efetiva e o trabalho da equipe multiprofissional são compreendidos como determinantes da qualidade e da segurança na prestação de cuidados aos indivíduos. Além de falha na identificação do paciente, a representação apreendida apontou para as falhas na comunicação entre os profissionais de saúde, que na contemporaneidade tem sido um dos principais fatores que contribuem para ocorrência de EAs e consequente diminuição da qualidade dos cuidados.

Na revelação de sentimentos e dificuldades vivenciados, os enfermeiros intensivistas demonstraram ainda preocupação com a inserção da família no cuidado ao paciente, sinalizando situações de insegurança nessa inter-relação.

> [..] esse excesso de familiar dentro da terapia intensiva hoje é bom para o doente, mas francamente para assistência eu acho que prejudica, eu particularmente, tive um dia onde eu fiquei com quatro doentes, sendo que uma família me demandou praticamente mais tempo do que o tempo que fiquei com os pacientes. (Dormonid).

> Os acompanhantes no leito, eu acho que muitas vezes ele acaba interferindo nos cuidados do paciente, não é passado para a gente e fica aquele negócio, meio eles não falam para a gente, a gente não sabe, a gente não cuida da maneira que deveria, então eu acho que isso aí acaba interferindo também no cuidado e na segurança do paciente, é um fato que deve ser trabalhado, a gente chega e tem mais de dois acompanhantes dentro do leito, eu acho que deveria ter uma segurança maior, porque não é todo mundo que pode estar como acompanhante. (Propofol).

As RS contidas nos discursos acima reportam um marco para o cuidado em saúde, o engajamento da família no cuidado do paciente, tendo em vista o potencial de alcance no reconhecimento de problemas a partir de sua experiência com o doente, se tornando um parceiro à segurança assistencial.

Ao longo do processo de humanização das ações em saúde, os espaços de cuidados intensivos vêm incorporando metas e ações visando à participação do usuário no processo de cuidado. Uma dessas ações inclui a valorização e a abertura para o encontro entre profissional de saúde, o usuário e sua rede social, adotando um novo modelo a partir de turnos de visita e direito a acompanhante a todos os pacientes internados na UTI.

A presença do familiar em período integral em ambiente de terapia intensiva representa um avanço para as relações entre os usuários e a organização hospitalar. Entretanto, a inserção do familiar deve ser guiada por um projeto terapêutico de integração do cuidado, tendo em vista a valorização da participação do usuário e seu familiar no processo de tratamento do paciente (PERES *et al.*, 2018).

As representações sinalizam despreparo tanto da equipe como dos familiares para essa abertura à corresponsabilização, denotando falta de orientação e condução no processo de engajamento da família, que não deve ocorrer de forma aleatória. Para a permanência de acompanhantes, se faz necessário desenvolver na equipe assistencial habilidade de comunicação, diálogo e acolhimento de diversas demandas, como também possibilitar oportunidades de expressão da autonomia dos pacientes e seus familiares, não sendo um processo simples.

Segundo Fassarela *et al.* (2013) a comunicação terapêutica profissional de saúde com o paciente e orientações à família é um fator importante para a qualidade da assistência e deve ser exercida no cotidiano de trabalho da terapia intensiva, buscando estabelecer uma terapêutica de forma inclusiva, e deste modo, com alcance à promoção da educação de forma contínua e sistemática. A família inserida neste ambiente pode se tornar parceira da equipe multiprofissional, cujo impacto pode ser percebido por meio do processo de transparência no cuidado, da confiança estabelecida diante da equipe e da satisfação ao atendimento.

A despeito da pouca familiarização dos enfermeiros intensivistas com o engajamento da família e com o potencial de alcance desta ação para efetividade da terapêutica, talvez por estranhamento com o novo, uma vez que os cuidados e decisões historicamente eram centrados na equipe, a participação do paciente e de sua rede social tem sido cada vez mais reconhecida como um componente fundamental para o gerenciamento de riscos nos serviços de saúde e é defendida como uma estratégia para melhorar a qualidade da assistência prestada (FERMO *et al.*, 2016).

Nessa direção, atividades com o envolvimento paciente-família, a fim de melhorar a segurança do paciente, podem ser consideradas exitosas, sendo elas: compartilhar decisões acerca do tratamento, procedimentos, riscos e alerta sobre complicações; informar ao paciente-família sobre o processo de cuidado; estimular a participação nas iniciativas em prol de sua segurança, tais como medidas para identificação correta, prevenção de infecção relacionada à assistência à saúde, cirurgia segura, segurança medicamentosa, prevenção de lesões por pressão e prevenção de quedas; estabelecer comunicação eficaz com a equipe (PERES *et al.*, 2018; SILVA; BARROS; 2015).

Portanto, a equipe multiprofissional deve oferecer meios que permitam e envolvam pacientes e sua rede familiar, em todo o processo de cuidado, permitindo, prioritariamente ao paciente o direito à autonomia frente a sua terapêutica. A partir do entendimento dos riscos por parte da família, e da abertura ao fazer parte do processo e responsabilidade pelo seu ente, problemas como omissão de informações, excesso de família dentro dos leitos, tende a serem abrandados.

Desta forma é relevante orientar familiares e acompanhantes a respeito de segurança do paciente, a fim de que possam reconhecer nas ações dos profissionais, iniciativas para a promoção do cuidado seguro. A participação efetiva da família e/ou cuidadores na assistência de saúde auxilia na diminuição de ocorrência de EAs, uma vez que por meio da observação e de questionamentos, os acompanhantes desenvolvem um papel fiscalizador, que contribui para o desenvolvimento de uma cultura organizacional positiva e consequentemente segurança do paciente.

Considerações finais

As RS dos enfermeiros pesquisados frente a situações inseguras vivenciadas do cotidiano apontaram sentimentos, dificuldades e falhas no curso do processo assistencial, que envolvem fragilidades no processo de comunicação efetiva e gestão de risco, vulnerabilidade ao cumprimento dos protocolos de segurança, como o de identificação do paciente, comportamentos inseguros e preparo insipiente da equipe para o engajamento da família no cuidado ao doente.

Observou-se que as situações inseguras estão vinculadas no cotidiano às ações de cuidado crítico, que é complexo, dinâmico, e cristalizados por interações e interrelações entre organização hospitalar – equipe multidisciplinar – paciente e sua rede social, se tornando um dos maiores desafios para os profissionais que atuam neste cenário de saúde, a garantia da segurança do paciente. No entanto, dimensões atitudinais e organizacional precisam ser desenvolvidas.

Contudo, acreditamos que as sinalizações apontadas pelo estudo à luz da RS são capazes de provocar reflexões sobre prática diária do cuidado intensivo, com alcance à ressignificação de sentidos e significados frente à segurança do paciente, constituindo-se em potência para a transformação destes cenários.

REFERÊNCIAS

ARMITAGE, G. Human error theory: relevance to nurse management. **Journal of nursing management**, v. 17, n. 2, p. 193-202, 2009. Disponível em: http://onlinelibrary.wiley.com/doi/10.1111/j.1365-2834.2009.00970.x/full. Acesso em:12 dez. 2020.

BARDIN, L. **Análise de conteúdo**. São Paulo: Edições 70, 2016.

BARRETO, S. B. **Representações Sociais de enfermeiros intensivistas sobre segurança do paciente**. 2019. 170f Dissertação (Mestrado Profissional em Enfermagem – MPE) – Pós-graduação em Enfermagem, Universidade Estadual de Feira de Santana, Feira de Santana, 2019.

BRASIL. Agência Nacional de Vigilância Sanitária. Assistência Segura: Uma Reflexão Teórica Aplicada a Prática. **Manual Segurança do Paciente e Qualidade em Serviços de Saúde**. Brasília: Anvisa, 2013b. Disponível em: http://portal.anvisa.gov.br/documents/33852/3507912/Caderno1.html. Acesso em: 28 jan. 2021.

BRASIL. Agência Nacional de Vigilância Sanitária. **Gestão de Riscos e Investigação de EAs Relacionados à Assistência à Saúde**. Brasília: Anvisa, 2017.

BRASIL. Conselho Nacional de Saúde. Resolução nº 466, de 12 de dezembro de 2012. Dispõe sobre a pesquisa envolvendo seres humanos. **Diário oficial da União**: Brasília, 2012. Disponível em: http://conselho.saude.gov.br/resolucoes/2012/Reso466.pdf. Acesso em: 10 jun. 2021.

BRASIL. Ministério da Saúde. ANVISA. Portaria nº 2.095, de 24 de setembro de 2013. Aprova os Protocolos Básicos de Segurança do Paciente. **Diário oficial da União**: Brasília, 2013a. Disponível em: http://bvsms.saude.gov.br/bvs/saudelegis/gm/2013/prt2095_24_09_2013.html. Acesso em: 20 dez. 2020.

BRASIL. Resolução nº 510, de 07 de abril de 2016. Dispõe sobre as normas aplicáveis a pesquisas em Ciências Humanas e Sociais. **Diário Oficial [da] República Federativa do Brasil**, Brasília, DF, 24 maio 2016. Disponível em: http://bit.ly/2fmnKeD. Acesso em: 20 jun. 2021.

COSTA, A. R. M. Segurança no uso de Medicações: atuação da farmácia. *In*: COSTA, D. A; PETERLINI, F. L.; FONSECA, A. S. (org.). **Segurança do Paciente**. São Paulo: Martinari, 2014. p. 177-190.

FASSARELA, C. S. *et al*. Comunicação no contexto hospitalar como estratégia para a segurança do paciente: revisão integrativa. **Rev Rede Cuidados Saúde**, v. 7, n. 1, p. 1-16, 2013. Disponível em: http://publicacoes.unigranrio.br/index.php/rcs/article/view/1901/905. Acesso em: 20 jan. 2021.

FERMO, V. C. *et al*. Professional attitudes toward patient safety culture in a bone marrow transplant unit. **Rev Gaúcha Enferm**, v. 37, n. 1, mar 2016. DOI 10.1590/1983-1447.2016.01.55716. Acesso em: 20 jan. 2021.

MILUTINOVIĆ, D.; SIMIN, D.; ZEC, D. Fatores de risco para flebite: estudo com questionário sobre a percepção dos enfermeiros. **Rev. Latino-Am. Enfermagem**, v. 23, n. 4, p. 677-684, jul./ago. 2015. DOI 10.1590/0104-1169.0192.2603. Acesso em: 20 jan. 2021.

OLINO, L. *et al*. Comunicação efetiva para a segurança do paciente: nota de transferência e Modified Early Warning Score. **Rev. Gaúcha Enferm.**, Porto Alegre, v. 40, n. spe., e20180341, 2019. E-book. DOI 10.1590/1983-1447.2019.20180341. Acesso em: 21 jan. 2021.

PERES, M. A. *et al*. Percepção de familiares e cuidadores quanto à segurança do paciente em unidades de internação pediátrica. **Rev. Gaúcha Enferm.**, Porto Alegre, v. 39, e2017-0195, 2018. *E-book*. DOI 10.1590/1983-1447.2018.2017-0195. Acesso em: 13 jan. 2021.

REIS, S. L. A.; BELLINI, M. Representações Sociais: teoria, procedimentos metodológicos e educação ambiental. **Acta Scientiarum, Human and Social Sciences**, Maringá, v. 33, n. 2, p. 149-159, 2011.

ROQUE, Q. E.; MELO, E. C. P. Adaptação dos critérios de avaliação de EAs a medicamentos para uso em um hospital público no Estado do Rio de Janeiro. **Revista Brasileira de Epidemiologia**, v. 13, n. 4, p. 607-619, 2010.

SERVO, M. L. S.; GÓIS, R. M. O. Representações Sociais (re)veladas por enfermeiras da rede de atenção à saúde sobre supervisão em enfermagem. *In*: MISSIAS-MOREIRA, R. *et al*. **Representações Sociais, educação e saúde**: um enfoque multidisciplinar – Volume3. Curitiba: CRV, 2017. p. 135-147.

SILVA, C. A. S.; FERREIRA, M. A. Características dos enfermeiros de uma unidade tecnológica: implicações para o cuidado de enfermagem. **Rev. bras. enferm**, Brasília, v. 64, n. 1, p. 98-105, 2012. Disponível em: http://www.scielo.br/scielo.php?script=sci_arttext&pid=S0034-71672011000100015. Acesso em: 15 jan. 2021.

SILVA, R. C.; BARROS, C. V. L. Comunicação terapêutica relacionada ao cuidado humanizado e a segurança do paciente em unidade hospitalar. **Saúde Ciência Ação**, v. 1, n. 1, p. 13-25, jul./dez. 2015. Disponível em: http://revistas. unifan.edu.br/index.php/RevistaICS/article/view/110/91. 13. Acesso em: 20 jan. 2021.

WACHTER, R. **Compreendendo a Segurança do Paciente**. 2. ed. Porto Alegre: AMGH, 2013. 478p.

CAPÍTULO 3

SENTIMENTOS VIVENCIADOS POR PESSOAS NA FILA DE ESPERA PARA TRANSPLANTE RENAL

Roberta de Jesus Guimarães
Marluce Alves Nunes Oliveira
Elaine Guedes Fontoura
Joselice Almeida Góis
Thamara Arianny Ventin Amorim Oliveira de Assis
Keccya dos Santos Nunes Gonçalves

Introdução

As doenças que acometem os rins são, de um modo geral, pouco conhecidas pela população; mas, algumas delas são frequentes e graves, destacando-se a Doença Renal Crônica (DRC), considerada toda lesão que afeta os rins e persiste por três meses ou mais, dessa forma o estágio "final" é mais conhecido como "Insuficiência Renal Crônica" (IRC) (SOCIEDADE BRASILEIRA DE NEFROLOGIA, 2020).

O Ministério da Saúde (MS) destaca que os pacientes que evoluem para Insuficiência Renal (IR) necessitam de Terapia Renal Substitutiva (TRS), tais como: a diálise peritoneal, hemodiálise e/ou o transplante renal, processos que atuam na filtração do sangue e permitem a manutenção da função renal comprometida pela IR (BRASIL, 2015).

A DRC ocorre por alterações heterogêneas que afetam tanto a estrutura quanto a função renal, com múltiplas causas e múltiplos fatores de risco e na maioria das vezes, sua evolução é assintomática, fazendo com que o diagnóstico seja feito tardiamente (BRASIL, 2021).

As pessoas com DRC devem ser encaminhados para os serviços especializados em Transplante de Órgãos (TO), considerado um tratamento que pode ser a única esperança de vida, ou uma oportunidade de reinício. Vale ressaltar que as pessoas com DRC enquanto almejam por um TO necessitam realizar a terapia substitutiva que variam de caso a caso, como exemplo, a hemodiálise. Todavia, a TRS contribui para o alívio dos sintomas gerados pela doença renal (SOUSA; PEREIRA; MOTTA, 2018).

A hemodiálise é uma modalidade de terapia substitutiva onde a circulação sanguínea do paciente é realizada de forma extracorpórea, e o sangue, com a ajuda de uma bomba, passa por dentro de um dialisador (membrana artificial), que, em contato com a solução de diálise preparada na máquina, promoverá a filtração do sangue, enquanto que a diálise peritoneal ocorre pela introdução de solução salina com dextrose na cavidade peritoneal, por meio de um cateter implantado na região intra-abdominal, essa solução, em contato com o peritônio, realiza a retirada das substâncias tóxicas do sangue (LOPES; SILVA, 2014).

O TO sólido é uma opção de tratamento para melhorar a qualidade de vida de pessoas, que apresentam doença crônica de caráter irreversível (MENDES et al., 2012). O transplante é a remoção ou isolamento parcial de uma parte do corpo, vez que o implante pode ser no corpo da mesma pessoa ou de outra. É um procedimento terapêutico bem estabelecido e que apresenta progressos quanto aos seus resultados, em decorrência do aprimoramento da técnica cirúrgica, de novos medicamentos imunossupressores, de métodos mais eficazes da conservação de órgãos e da melhor compreensão e controle de fenômenos imunológicos (PENAFORTE et al., 2009).

A dificuldade no acesso ao TO é problema de saúde de ordem global. O número de órgãos doados é insuficiente para suprir a necessidade das pessoas que aguardam nas filas de espera para transplante. Assim, pessoas com indicação para transplante aguardam meses um órgão, muitos dos quais jamais o receberão (RZATKI, 2018).

Em dados publicados pelo governo da Bahia, atualmente o estado conta com 1012 pessoas em lista de espera para transplante renal (BRASIL, 2021). O Brasil tem mais de 40 mil pessoas cadastrados em lista de espera para transplante de órgãos, destes, 21.962 aguardam por um transplante renal (ASSOCIAÇÃO BRASILEIRA DE TRANSPLANTE DE ÓRGÃO, 2020).

A espera por um Transplante Renal (TR) no Brasil, é responsável por 91% dos pacientes inscritos nas filas de espera por órgãos sólidos, o tempo de espera até a cirurgia de transplante renal é, em média, de 18 meses (RZATKI, 2018).

De acordo com o MS, o Brasil tem hoje o maior sistema público de transplantes do mundo, no qual cerca de 87% dos transplantes de órgãos são realizados com recursos públicos (BRASIL, 2017).

No Brasil, o Sistema Nacional de Transplantes (SNT) é o responsável pelo controle e monitoramento do processo de doação de órgãos e tecidos e transplantes realizados no país, com o objetivo de desenvolver o processo de captação e distribuição de tecidos, órgãos e partes retiradas do corpo humano para fins terapêuticos. A atuação do SNT está concentrada, sobretudo, na redução do tempo de espera das pessoas na lista de transplantes e na melhoria da qualidade de vida dos pacientes que hoje aguardam pelo procedimento (BRASIL, 2017).

Mesmo o SNT atuando para diminuir o tempo de espera, é notório a dificuldade para se conseguir o TO, visto que as filas de espera não condizem com a quantidade de doadores. Essa espera pode durar meses ou anos, gerando uma série de sentimentos (KNIHS *et al.*, 2013).

Para Durozol e Roussel (2005, p. 431), sentimento é o "Estado afetivo em geral, por oposição ao conhecimento". De acordo Knihs *et al.* (2013), a expectativa advinda da possibilidade de realizar o TO, pode desenvolver na pessoa que se encontra na lista única de espera, diversos sentimentos. As pessoas podem vivenciar sentimentos como ansiedade, angústia, medo da morte, decepção e o medo da não realização do transplante. Nesse sentido, Aguiar e Braga (2011) ressaltam que a expectativa por um transplante desencadeia diferentes reações emocionais nas pessoas, como receio, medo, dúvidas, preocupação e ansiedade relacionada à complexidade da cirurgia e aos seus riscos.

O tempo indefinido marca a incerteza do amanhã, o medo de que algo dê errado, até mesmo o medo da morte, fazem parte do cotidiano das pessoas portadores de DRC, na espera por um rim (KNIHS *et al.*, 2013).

Diante da realidade apresentada emergiu a seguinte pergunta de investigação: Como as pessoas com DRC revelam seus sentimentos ao encontrar-se na fila de espera para transplante renal?

Este estudo objetivou compreender os sentimentos vivenciados pelas pessoas com doença renal crônica que se encontram na fila de espera para transplante renal.

Consideramos este estudo de grande relevância tanto para sociedade quanto para a equipe de saúde, vez que possibilitará à compreensão sobre os sentimentos vivenciados pelas pessoas que se encontram na fila de espera para TR, e certamente irá proporcionar a essa equipe condições para compreender esses sentimentos e prestar assistência holística, voltada às reais necessidades de quem passa anos e anos na fila de espera por um TR.

Materiais e métodos

Trata-se de estudo de caráter exploratório-descritivo, com abordagem qualitativa, realizado em clínica especializada em nefrologia, localizada no município de Feira de Santana-BA. Os participantes do estudo foram 08 pessoas que estão na fila de espera para TR. Foram realizadas 08 entrevistas, já que o estudo qualitativo não se ocupa com números de participantes, sendo considerada a saturação dos dados. A saturação teórica ocorre quando se constata que elementos novos para subsidiar a teorização almejada (ou possível naquelas circunstâncias) não são mais depreendidos a partir do campo de observação, devendo-se interromper a coleta de dados (PIRES, 2008).

A inclusão neste estudo foi condicionada as pessoas que se encontravam na fila de espera para realização de transplante de rins há mais de seis meses. Entendemos que a pessoa com mais de seis meses na fila de espera para TR demonstra experiência e sentimentos vivenciados. Nesse sentido, Knihs *et al.* (2013) em estudo realizado ressaltam que "Foram entrevistados somente pacientes com mais de seis meses a espera do transplante [...], e por entender que menos de seis meses seria uma vivência curta dessa realidade". Quanto a idade, optamos por maior de 18 anos e que estivessem realizando tratamento de hemodiálise no *Locus* do estudo.

Para garantir o sigilo e o anonimato dos participantes foram caracterizados com a letra P, e a numeração em ordem crescente de acordo a realização das entrevistas. A coleta de dados foi realizada em fevereiro de 2019, por meio de entrevista semiestruturada. A entrevista semiestruturada é uma técnica em que o investigador se apresenta frente ao investigado e lhe formula perguntas, com o objetivo de obtenção de dados que interessem à investigação (GIL, 2010).

Para caracterização sociodemográfica dos participantes, a entrevista foi guiada por um roteiro contendo: Sexo; Idade; Naturalidade; Escolaridade; Raça/Cor; Estado Civil; Residência; Religião; Tempo que realiza tratamento; Tempo na fila de espera para transplante e duas (02) questões abertas que foram norteadas de acordo com o objetivo do estudo: Como você se sentiu no momento que soube da necessidade de realizar o transplante de órgão? Fale-me como é para você vivenciar a espera por um órgão? No primeiro momento buscamos contato com a Coordenação do Serviço de Enfermagem da instituição, a fim de solicitar a autorização para realização da pesquisa e contato com as pessoas que estivessem realizando tratamento hemodialítico, bem como se encontravam na fila de espera para TR.

A abordagem da pessoa foi realizada com o propósito de informar o objetivo do estudo, a metodologia da pesquisa e aspectos éticos para sua participação, bem como a disponibilidade e interesse em contribuir no estudo. Em seguida, foram agendados datas e horários para a realização das entrevistas. Os participantes foram orientados sobre a pesquisa por meio do Termo de Consentimento Livre e Esclarecido (TCLE), e após a concordância em participar do estudo, assinaram o TCLE em duas vias, ficando com uma cópia do termo e a outra cópia com o pesquisador.

As entrevistas foram gravadas, após autorização dos participantes, por meio de aparelho eletrônico. Foi informando que seu conteúdo seria transcrito na integra e utilizado com finalidade científica e que será divulgado por meio de artigos científicos. As informações foram mantidas em sigilo, assim como a identidade dos participantes.

Após a coleta de dados, as entrevistas foram transcritas e encaminhadas para validação e anuência dos entrevistados, a fim de garantir o rigor na pesquisa qualitativa, e foi observado o *check list* da pesquisa qualitativa, seguimos as diretrizes do *Consolidated Criteria For Reporting Qualitative Research* (COREQ).

Para análise dos dados foi utilizado a técnica proposta por Bardin (2016), em três etapas: pré-análise, em que foi organizado os dados que foram uteis para a pesquisa, com uma análise sistematizada, a fim de conduzir um esquema preciso do desenvolvimento das operações sucessivas. Durante essa fase foi realizada uma leitura flutuante e vertical, com intuito de conhecer o material, analisar os pontos que foram abordados, e uma leitura flutuante ampla na horizontal com a produção de um quadro teórico/programático. A etapa seguinte, exploração do material, consistiu numa descrição analítica dos dados. A última etapa, foi realizada por meios de inferências e interpretações baseadas no objetivo que foi proposto, com articulação entre os dados categorizados; a partir de palavras-chaves escolhidas durante a segunda fase, o marco teórico da pesquisa, visando responder a questões da pesquisa, tendo em vista os objetivos propostos.

O projeto de pesquisa foi aprovado pelo Comitê de Ética e Pesquisa da Universidade Estadual de Feira de Santana, CAEE 00512818.10000.0053. Os aspectos éticos foram respeitados, conforme a resolução 466/2012 (BRASIL, 2012).

Resultados e discussão

Participaram do estudo oito (08) pessoas portadoras de DRC que realizavam tratamento de hemodiálise e estavam cadastrados na fila de espera para TR. Entre os entrevistados cinco (05) são do sexo masculino e três (03) do sexo feminino; a idade variou entre 20 e 46 anos. Quanto ao estado civil, cinco (05) são solteiros e três (03) casados. Em relação a escolaridade quatro (04) cursaram o segundo grau completo, um (01) cursou o segundo grau incompleto, dois (02) cursaram o ensino fundamental completo e um (01) cursou o ensino fundamental incompleto. A raça/cor cinco (05) se autodeclararam pardos e três (03) negros. Quanto a religião, todos revelaram ser católicos. O tempo de espera pelo TR variou entre oito meses a quinze anos. Em relação ao município de procedência, todos eram do interior da Bahia.

Na leitura e análise das entrevistas, emergiram duas categorias empíricas que traduz os sentimentos das pessoas que esperam por TR.

Sentimentos desvelados por pessoas enquanto esperam na fila para transplante renal

Nesta categoria os participantes desvelam os sentimentos enquanto esperam na fila para realização de TR.

Para Souza (2018), as principais alterações que acometem as pessoas que estão na fila de espera para transplante são de origem emocional, tais como depressão, ansiedade, estresse, incerteza e medo, por isso, esses sentimentos associados a espera, trazem impacto negativo no processo de tratamento, comprometendo o contexto social dessas pessoas.

Sentimento de felicidade

Nesta subcategoria, P4 e P7 demonstram o sentimento de felicidade que emergem na possibilidade da realização do TR, por considerar a oportunidade de ter uma vida normal e a conquista da liberdade. Entendemos que a felicidade é um sentimento positivo, que para Ferraz, Tavares e Zilberman (2007), é uma emoção básica caracterizada por um estado emocional positivo, com sentimentos de bem-estar e de prazer, associados à percepção de sucesso e à compreensão coerente e lúcida do mundo.

> *Eu me sentir muito feliz, porque é uma coisa que a gente pode sair de uma fila e se sentir melhor, ter nossa vida normal. Meu irmão se manifestou para ser meu doador, ontem a gente fez o exame para ver se é compatível, estou me sentindo muito feliz mesmo. (P4);*
> *Me sentir muito feliz, porque só de eu ter a possibilidade, a oportunidade de ter um transplante, é uma dádiva de Deus. (P7);*

No relato P4 desvelou sentir-se feliz pelo fato do irmão ter manifestado o interesse para ser seu doador. Para Cruz *et al.* (2015), o transplante realizado com doador vivo oferece vantagens, pois como possibilidade terapêutica de escolha, é um procedimento que favorece a redução do tempo na fila de espera, aumentando a sobrevida da pessoa, além de favorecer a qualidade de vida e as relações familiares. Enquanto que P7, sente-se feliz, pois entende o transplante como uma dádiva de Deus, por oferecer possibilidades para sua vida, como voltar a ter uma vida normal. A felicidade é um fenômeno predominantemente subjetivo, estando subordinada mais a traços de temperamento e postura perante a vida do que a fatores externamente determinados (FERRAZ; TAVARES; ZILBERMAN, 2007).

O sentimento de felicidade expressado por P4 e P7 vai de encontro ao estudo de Aguiar e Braga (2011) que aponta sentimentos divergentes da felicidade, em que a expectativa de um transplante desencadeia diferentes reações emocionais nas pessoas, como medo, dúvidas, preocupação e ansiedade relacionada à complexidade da cirurgia, seus riscos e o medo de nunca encontrar um órgão compatível.

Nos depoimentos foi possível perceber que as pessoas ao serem diagnosticadas com DRC ficam na maioria das vezes angustiadas frente à necessidade de se submeter ao tratamento de hemodiálise, bem como cadastrar-se na fila única de espera para aguardar por um órgão compatível e realizar de TR. Assim, o sentimento de felicidade pode surgir nas pessoas e familiares que aguardam na fila de espera para realização do TR, bem como a expectativa da pode desencadear sentimentos contrários a felicidade, como a ansiedade, angústia, medo e desespero.

Sentimento de tristeza / desespero

Nesta subcategoria emergiu a tristeza/desespero, que são sentimentos negativos e que normalmente surge no ser humano quando está diante de uma situação de incerteza.

> *O mundo desabou! Minha filha foi um baque que a gente recebe, né? Você hoje está bem e no dia seguinte você descobre que seu rim está parado, que você tem que fazer tratamento de uma hora para outra, assim. (P1).*
> *Quase enlouqueci! Foi bom não. (P2).*

Os relatos de P1 e P2 denotam sentimento de tristeza, desespero e medo. Um misto de sentimentos por estar bem e de repente receber um diagnóstico de DRC e ter que se tornar dependente de uma máquina de hemodiálise, além de ter que conviver com a espera por um transplante renal. A descoberta da DRC e a necessidade de realizar um TR como única alternativa de cura, desencadeia no indivíduo sentimentos ruins. Nos relatos de P1 e P2 os sentimentos de tristeza e desespero ficam evidentes em suas falas e relataram também sobre o impacto ao receberem o diagnóstico de DRC e a necessidade da realização do TR.

Nesse contexto, a DRC muda completamente a rotina da pessoa e de seus familiares, vez que antes era ativo e passa a ser dependente de tratamento de hemodiálise para viver. De acordo Souza (2018) a hemodiálise é um dos principais tratamentos realizados para enfrentar a DRC, sendo um dos vilões para grande parte das pessoas. Pensar que sua futura condição de vida e saúde estará condicionada a uma máquina faz com que as pessoas se sintam amedrontadas, bem como vivenciam incertezas sobre como ficará seu quadro de saúde no futuro (SOUZA, 2018).

> *Para mim foi um susto. Eu não conhecia o tratamento e quando o médico me apresentou era outro mundo, eu fiquei desesperado. (P3).*
> *No momento a gente tem um baque, né? Eu fiquei meio triste, desorientado, mas depois fui percebendo que com o tratamento a gente pode sobreviver e com o transplante pode viver muito mais. (P6).*

Os depoimentos de P3 e P6 revelam sentimentos que tem relação com a descoberta da necessidade de realizar o TR, como o desespero, tristeza e desorientação. Entendemos que a tristeza se constitui na resposta humana universal às situações de perda, derrota, desapontamento e outras adversidades. Nesse contexto, as pessoas ao serem diagnosticadas com a DRC, se deparam com conflitos internos, levando-as a questionar sobre a sua existência, vez que vivenciam momentos de incertezas sobre seu futuro podendo perder o sentido da vida.

Expectativa da pessoa a espera de um órgão para realização do transplante renal

Esta categoria é representada pelas subcategorias: ansiedade / desesperança; Esperança / Fé. Os participantes demonstraram a expectativa que surge durante a espera de um órgão para a realização do TR.

Sentimento de ansiedade e a desesperança

A ansiedade surge de forma clara nos relatos dos participantes, visto que se torna um sentimento comum quando se trata da espera por um órgão. De acordo Souza (2017) a ansiedade é um estado emocional que inclui componentes psicológicos e fisiológicos que fazem parte do estado normal das experiências humanas, não envolvendo um construto unitário.

Os relatos de P1 e P2 demonstram que a espera é longa, sofrem muito e que a expectativa é grande, pois esse dia parece nunca chegar. Compreendemos que a espera por um órgão é incerta, que a pessoa sabe o dia que se cadastrou na fila de espera, mas nunca saberá o dia que o órgão irá aparecer. Nesse contexto, as pessoas que aguardam na fila de espera para transplante vivenciam ansiedade e sofrimento.

> *Ansiosa, muito ansiosa, que esse dia nunca chega, mas a gente tem que esperar, porque tem eu e muitos, né? (P1).*
> *Rapaz, não é bom não, que a demora é grande. Sofre muito até aparecer. (P2).*

Nestes relatos, foi possível compreender que as pessoas na fila de espera experimentam sentimentos de ansiedade, sofrimento, desesperança, que estão atrelados ao desejo de realizar o transplante, que advéns de conhecerem a doença e os riscos que oferece a vida, bem como entender que o transplante é uma oportunidade de vida. Porquanto, enquanto o TR não é concretizado as pessoas vivenciam durante a espera sentimentos de ansiedade e desesperança. A palavra ansiedade é originária do latim "*anxius*", caracterizando-se como agitação e angústia (ANDRADE *et al.*, 2019). A deficiência na qualidade de vida da pessoa com DRC pode contribuir para o aparecimento de transtornos de ansiedade e depressão (BETTONI *et al.*, 2017).

O relato de P1 mostra que a espera gera ansiedade, entretanto existem pessoas que vivenciam a mesma situação. Enquanto que para P2, esperar causa sofrimento. Nesse sentido, Knihs *et al.* (2013, p. 1161) ressaltam que "o caminho percorrido para ingressar em lista, assim como o tempo em lista, revela sentimentos distintos no pensar e no agir dessas pessoas".

A experiência vivenciada durante o período de espera gera incertezas que pode desencadear sofrimento no portador de DRC. A pessoa tem medo de não encontrar um órgão compatível, além do medo de não suportar o tratamento e morrer.

> *Ah, é difícil, muito difícil você ficar esperando vamos supor até o fracasso de alguém para a sua felicidade. (P3).*
> *Hoje eu falo para você que eu já estou aceitando, mas se você me perguntasse lá atrás eu diria que estava ansiosíssima. (P7).*

Nos depoimentos de P3 e P7, foi possível notar que a ansiedade é um dos sentimentos que faz parte da rotina das pessoas que convivem com a DRC, estar relacionada a espera por um órgão, bem como ao tratamento de hemodiálise que realizam. Entendemos que a ansiedade é um sentimento de medo, desconforto por antecipação de algo novo, desconhecido. Enquanto que para SILVA (2019) o sentimento é uma sensação vaga e desagradável.

A ansiedade é considerada um sentimento prevalente, por ser uma expectativa negativa na vida humana e estar associado a variadas situações, e no portador de DRC, geralmente está relacionada as mudanças ocorridas na vida, ao tratamento de hemodiálise e a espera por um órgão (KNIHS *et al.*, 2013).

> É muito difícil, é muito difícil a pessoa es*perar tanto tempo na fila. (P5).*

A fase de espera por um TR desencadeia mudanças no cotidiano da pessoa portadora de DRC. Sendo assim, o indivíduo vivencia momentos difíceis no enfrentamento da situação, principalmente dificuldade relacionada a espera por um transplante, no relato P5 deixa transparecer que a espera é difícil e incerta.

A desesperança emerge pela pessoa não ter a previsão do órgão ser encontrado, pois a espera pode levar meses ou até mesmo anos desencadeando ansiedade, decepção e desesperança. Entretanto, contestando e esses sentimentos, a esperança e a fé dão forças para aguardar pelo órgão e motiva a esperar e seguir em frente, na busca por algo que acreditam ser o melhor para suas vidas como mostra a próxima subcategoria.

Sentimento de esperança / fé

Nesta subcategoria emergiu nos depoimentos a expectativa de esperança, que mesmo sentindo-se desanimado o importante é não se abater, ter fé em Deus e aguardar. A esperança pode ser definida como um aspecto da vida cotidiana que está presente na vida das pessoas, que pode ser influenciada por aspectos religiosos e históricos, como objetivo a adaptação humana e o desenvolvimento da personalidade (SINOVAS, 2016).

Nas falas de P8 e P4, foi possível notar a motivação, esperança, fé e a confiança em Deus. É possível perceber que a fé em Deus ajuda a superar as expectativas e os sentimentos, bem como adquirir forças para seguir na espera.

> *Rapaz, eu me sentir abatido. Abatido por estar doente, mas com uma esperança no transplante (P8).*
> *É, a espera é grande, o importante é que a gente não pode perder a esperança, ter fé e confiar em Deus, porque perder a esperança é pior, então a gente tem que ter muita fé, muita esperança e confiar muito em Deus (P4).*

De acordo Melo *et al.* (2012) a dimensão religiosa tem significado importante na vida do ser humano, principalmente quando há iminência de doenças. É possível constatar que a dimensão religiosa é um recurso de enfrentamento utilizado por pessoas que aguardam por um órgão na fila única de espera, que a fé em Deus é uma das principais estratégias para o enfrentamento da situação (MELO *et al.*, 2012).

Entendemos que mesmo diante de um diagnóstico DRC, as pessoas precisam dar sequência as suas vidas e o sentimento de esperança e a fé devem estar presentes, mesmo convivendo com uma doença crônica e aguardando na fila para transplantes.

No relato de P6, percebemos que a esperança e a fé surgem como uma luz que mantém a pessoa encorajada a seguir em frente com a espera. Assim, esses sentimentos motivam a pessoa para a luta diária, enquanto sentimentos como o medo, ansiedade, tristeza e outros fazem com que a pessoa tenha limitações.

> *Tranquilo, porque eu sei dosar as coisas. Eu sempre digo que o que for para acontecer, Deus vai fazer acontecer. O importante é que a gente vai achar, né? A gente fica com essa esperança, a esperança é a última que morre. (P6).*

Em outro momento, P8 desvela que a espera por um órgão é difícil, mas que fica esperança.

> *Rapaz, é complicado viu! Você fica só naquela esperança, esperança, esperança e não sai nunca. (P8).*

Para P6 e P8, o sentimento de esperança estar em acreditar na possibilidade de encontrar um órgão compatível – a esperança sempre prevalece. P6 revela que Deus vai fazer prover, e que a esperança é firme. Diante desses relatos, a esperança e a crença em Deus se fazem presente no cotidiano das pessoas portadoras DRC. Entendemos que a esperança fortalece e possibilita que as pessoas continuem a acreditar no sentido da vida.

De acordo Melo *et al.* (2012) apesar da trajetória de espera e dos infortúnios encontrados no caminho, as pessoas que esperam por órgão compartilham sentimentos parecidos, um desses é a esperança de um dia encontrar um órgão compatível e voltar a vida normal.

Os sentimentos desvelados pelos participantes demonstram que vale a pena aguardar, pois a esperança possibilita a serenidade na espera do órgão. Ademias a doação de órgãos é um ato altruísta das pessoas, uma atitude nobre e que pode salvar vidas, para as pessoas com DRC, muitas vezes, o TR pode ser a única esperança de vida ou a oportunidade de um recomeço.

Considerações finais

A compreensão dos sentimentos revelados neste estudo permitiu refletir sobre a realidade das pessoas que necessitam de um transplante de órgão.

O estudo apontou que os sentimentos vivenciados por pessoas que aguardam por TR, são de tristeza, desespero, desesperança, medo, ansiedade, bem como sentimentos positivos como a esperança, felicidade apoiada na fé em Deus.

Diante da realidade apresentada pelos participantes em relação aos sentimentos desvelados durante a fase de espera por um órgão, mostra que os profissionais de saúde devem compreender os momentos de desesperança e tristeza que emergem nessa pessoa, vez que podem durar meses ou anos. A singularidade de cada pessoa deve ser respeitada durante esse processo e a equipe de saúde deve estar atenta aos sentimentos que apresentam, encorajando-a mesmo que esteja no final da fila, proporcionando uma assistência de qualidade.

A temática TO deve ser abordada nas unidades de saúde e no ambiente acadêmico, para que os profissionais de saúde e alunos adquiram habilidades no cuidado e desenvolvam uma visão holística, ética e humana. Existe a necessidade de investimentos em campanhas educativas que venham contribuir para o fim do estigma relacionado ao transplante de órgãos, a fim de alcançar um número maior de doadores e consequentemente diminuir as disparidades das filas de espera.

REFERÊNCIAS

ABTO. 2020. Associação Brasileira de Transplante de Órgãos. Disponível em: http://www.abto.org.br. Acesso em: 11 abr. 2021.

AGUIAR, Maria Isis Freire de; BRAGA, Violante Augusta Batista. Sentimentos e expectativas de pacientes candidatos ao transplante de fígado. **Revista Eletrônica Enfermagem**, Fortaleza, v. 13, n. 3, p. 413-21, jul./set. 2011. Disponível em: https://www.researchgate.net/publication/272853776_Sentimentos_e_expectativas_de_pacientes_candidatos_ao_transplante_de_figado. Acesso em: 16 mar. 2021.

ANDRADE, João Vitor *et al.* Ansiedade: um dos problemas do século XXI. **Revista de saúde reages**, [s.l.], v. 2, n. 4, p. 34-39, jul. 2019. ISSN 2596-0970.

BARDIN, Laurence. **Análise de conteúdo**. São Paulo: Edições 70. 2016.

BETTONI, L. C; OTTAVIANI, A. C; ORLANDI, F. S. Relação entre autocuidado e sintomas depressivos e ansiosos de indivíduos em tratamento hemodialítico. São Carlos-SP: **Revista Rene**. v. 18, n. 2, p. 181-6, mar./abr. 2017. Disponível em: http://www.periodicos.ufc.br/rene/article/view/19242/29959. Acesso em: 17 mar. 2021.

BRASIL. Decreto nº 9.175, Brasília 18 de outubro de 2017. **Diário Oficial da União** – Seção 1.

BRASIL. **Doenças renais**: causas, sintomas, diagnóstico, tratamento e prevenção. Disponível em: http://antigo.saude.gov.br/saude-de-a-z/doencas-renais. Acesso em: 15 mar. 2021.

BRASIL. Ministério da Saúde, 2015. Insuficiência Renal Crônica. Disponível em: http://bvsms.saude.gov.br/bvs/dicas/227_insuf_renal.html. Acesso em: 28 mar. 2021.

BRASIL. Ministério da Saúde. Conselho Nacional de Saúde. **Resolução n. 466 de 12 de dezembro de 2012**. Diretrizes e Normas Regulamentadoras de Pesquisas em Seres Humanos. Disponível em: https://bvsms.saude.gov.br/bvs/saudelegis/cns/2013/res0466_12_12_2012.html. Acesso em: 16 mar. 2021.

BRASIL. Sociedade Brasileira de Nefrologia, 2020. Disponível em: https://www.sbn.org.br/noticias/single/news/doenca-renal-cronica-diagnostico-e--prevencao/. Acesso em: 5 abr. 2021.

CRUZ, Maria Goreti da Silva *et al.* **Vivência da família no processo de transplante de rim de doador vivo**. Escola Paulista de Enfermagem, Universidade Federal de São Paulo, São Paulo, 2015. Disponível em: http://bdtd.faculdadeunida.com.br:8080/jspui/handle/prefix/184. Acesso em: 20 abr. 2019.

FERRAZ, Renata Barboza; TAVARES, Hermano; ZILBERMAN, Monica L. Felicidade: uma revisão; **Rev. Psiquiatr. Clín.**, v. 34, n. 5, São Paulo, 2007.

GIL, Antonio Carlos. **Como elaborar projetos de pesquisa**. 5. ed. São Paulo: Atlas, 2010.

KNIHS, Neide da Silva *et al.* A vivência de pacientes que necessitam de transplante renal na espera por um órgão compatível. **Texto & Contexto Enfermagem**, v. 22, n. 4, p. 1160-1168, 2013. Disponível em: http://www.scielo.br/pdf/tce/v22n4/35.pdf. Acesso em: 24 maio 2018.

MENDES, Karina Dal Sasso *et al.* Transplante de órgãos e tecidos: responsabilidades do enfermeiro. **Texto contexto- Enfermagem**; Florianópolis, 2012.

PENAFORTE, Kiarelle Lourenço *et al.* Transplante Cardíaco Infantil: Perspectivas e Sentimentos Maternos. **Escola Anna Nery RevistEnfermagem**, v. 13, n. 4, 73340, out./dez. 2009.

PIRES, Álvaro. Amostragem e pesquisa qualitativa: ensaio teórico e metodológico. *In*: POUPART J.; DESLAURIERS, J. P.; GROULX L. H.; LAPEMÈRE A.; MAYER, R.; PIRES, A. P. (org.). **A pesquisa qualitativa**: enfoques epistemológicos e metodológicos. Petrópolis: Editora Vozes, 2008. p. 154-211.

RZATKI, Ana Caroline Bergmann. **A (In)Eficiência Da Política De Doação De Órgãos No Brasil**: análise das filas de espera de transplante renal. Universidade Federal de Santa Catarina, Monografia. Florianópolis, 2018. Disponível em: file:///C:/Users/Casa/Downloads/TCC%20-%20REPOSIT%C3%93RIO.pdf. Acesso em: 26 mar. 2021.

SILVA, Juliana Maciel. **Ansiedade em Pacientes com Insuficiência Renal Crônica submetidos a hemodiálise**: revisão Integrativa. São Lucas Centro Universitário: Porto Velho, 2019.

SINOVAS, D. R. M. **Academic Hope Program**: Para La Mejora del rendimento en alumnada universitário: Diseño y validación. Tese (Doutoramento) – Universidade de Valladolid, Valladolid, 2016.

SOUSA, Francy Bruna Nascimento; PEREIRA, Wellison Amorim; MOTTA, Elizângela Araújo Pestana. Pacientes com insuficiência renal crônica em hemodiálise: tratamento e diagnóstico. **Rev. Investig, Biomed.** São Luís, v. 10 n. 2, p. 203-213, 2018.

SOUZA, Darlon de Oliveira. **O Papel da espiritualidade no processo de saúde do indivíduo renal crônico**. Faculdade Unida de Vitória; Programa de Pós-Graduação em Ciências das Religiões, Vitória, ES, 2018.

SOUZA, Mariana Cristina da Silva. **Incerteza e esperança em lista de espera de transplante renal**: um estudo à luz da teoria da incerteza da doença. Dissertação (Mestrado em Enfermagem) – Universidade de Brasília, 2017.

CAPÍTULO 4

QUALIDADE DE VIDA DE PESSOAS COM DOENÇA FALCIFORME E O MODELO DE DETERMINAÇÃO SOCIAL DA SAÚDE

Candisse Alves de Almeida
Carlos Alberto Lima da Silva
Heros Aureliano Antunes da Silva Maia
Letícia Falcão de Carvalho
Amanda Maria Villas Bôas Ribeiro

Introdução

A doença falciforme (DF) é uma das alterações genéticas mais frequentes no Brasil e no mundo, e é reconhecida como um problema de saúde pública, devido ao grande impacto na morbimortalidade dos indivíduos diagnosticados (BRASIL, 2009; LOBO, 2010).

Anualmente, no Brasil, cerca de 3.500 crianças nascem com DF, com ênfase nos estados da Bahia, com incidência de 1:650 nascidos vivos (NV); 1:1.200 no Rio de Janeiro, seguidos pelos estados do Pernambuco, Maranhão, Minas Gerais e Goiás que apresentam incidência de 1:1.400 NV (BRASIL, 2009).

A sua origem enquanto doença fundada em raízes afrodescentes reflete um aspecto de significativa importância e, ainda, carente de atenção no âmbito da saúde coletiva, uma vez que a população negra brasileira enfrenta dificuldades de acesso aos serviços de saúde, bem como de uso dos meios diagnósticos e terapêuticos (ZAGO, 2001).

A instituição rápida do tratamento e acompanhamento está assentada na possibilidade de diagnóstico precoce das DF, garantidas a partir da inclusão do Programa Nacional de Triagem Neonatal (PNTN) no Sistema Único de Saúde (SUS), assegurando a testagem para a Anemia Falciforme (AF) e outras Hemoglobinopatias, além da busca ativa dos casos suspeitos, a confirmação diagnóstica, o tratamento e o acompanhamento multidisciplinar especializado dos pacientes (BRASIL, 2002).

A DF, devido a sua cronicidade, acarreta um nível elevado de sofrimento aos pacientes diagnosticados, e demanda atenção médica e psicossocial. As repercussões provenientes do diagnóstico exigem mudanças em toda dinâmica de vida, uma vez que devem se adaptar a inúmeras limitações que incluem desde o uso de medicamentos, sucessivas internações hospitalares até a perda da capacidade de trabalho, aspectos estes que interferem na QV dos sujeitos adoecidos (MENEZES *et al.*, 2013; PAIVA-SILVA; RAMALHO; CASSORLA, 1993).

A QV apresenta grande relevância no contexto da evolução e tratamento das doenças crônicas, visto que o seu conceito ganha caráter multidimensional estando relacionado ao bem-estar físico, psicológico, social e espiritual (PADILLA, 2005).

Cordeiro (2013) afirma que a melhora da sobrevida e da QV constituem pontos desafiantes no cuidado à pessoa com DF, que devem ir ao encontro do atendimento das especificidades apresentadas pela doença, que envolvem os aspectos sociais e psíquicos inerentes a este processo.

Ressalta-se a escassez da discussão sobre o cotidiano e a QV das pessoas com DF na literatura. E dentre os poucos trabalhos que avaliam a QV de pessoas com DF, estes demonstraram que essas pessoas apresentam pior QV relacionada à saúde quando comparadas a um grupo de pessoas que não possuem esse diagnóstico (MANN-JILES; MORRIS, 2009; CARVALHO, 2010).

Embora a QV seja pesquisada em vários grupos sociais, não é amplamente avaliada em pacientes com DF, especialmente no Brasil. O conhecimento destes aspectos permite a identificação e abordagem condizente às necessidades desses indivíduos, permitindo uma melhor QV, além de favorecer uma adequada alocação de recursos e propiciar a criação de políticas públicas de saúde que beneficiem essa população (SANTOS; GOMES NETO, 2013).

Para Barros (2001) a avaliação da QV é uma ferramenta primordial para o acompanhamento de estudos clínicos em diversas doenças crônicas, sendo considerado um importante instrumento para a qualificação dos serviços, refletindo tanto na otimização de custos com a saúde, quanto na satisfação e adaptação das pessoas com a doença.

Considerando o impacto ocasionado pelas complicações da DF sobre o contexto de vida das pessoas adoecidas, este estudo tem como objetivo analisar a Qualidade de Vida das pessoas com esta Doença Falciforme que realizam acompanhamento no centro de referência do município de Feira de Santana/BA na perspectiva do modelo de determinação social da saúde (MDSS).

Material e métodos

Trata-se de um estudo transversal, aninhado ao "Projeto IKINI – Práticas de Cuidado às pessoas com Doença Falciforme e suas famílias" realizado pelo núcleo de pesquisa Núcleo Interdisciplinar de Estudos Sobre Desigualdades em Saúde (NUDES) do Departamento de Saúde, da Universidade Estadual de Feira de Santana (UEFS), desenvolvido em um Centro de Referência Municipal à Pessoa com Doença Falciforme (CRMPDF), localizado em um município do sertão baiano, que atende pessoas, crianças e adultos, com a doença.

As pessoas com DF atendidas no referido centro foram convidadas a participar da pesquisa quando compareciam para realizar consultas ambulatoriais. Os dados foram coletados entre junho e dezembro de 2016. Foi adotada amostragem por conveniência, consecutiva, com 67 adultos, a partir dos seguintes critérios de inclusão: diagnóstico confirmado de DF, idade igual ou superior a 18 anos, de ambos os sexos, condições cognitivas favoráveis. Os critérios de exclusão abrangem: tempo de cadastramento inferior a um ano, residência fora do município.

Foram utilizados dois instrumentos de pesquisa: um questionário de caracterização sociodemográfica e clínica, com perguntas relacionadas às camadas do modelo de DDS conforme Cunha *et al.* (2015) de Dahlgren e Whitehead (BUSS; PELEGRINI FILHO, 2007) (Quadro 1).

Quadro 1 – Variáveis de interesse de acordo com as camadas do modelo de Determinação Social em Saúde de Dalgreen e Whitehead

CAMADAS	VARIÁVEIS
1ª	Tipo de hemoglobinopatia, faixa etária, sexo, cor da pele, lesão em membros inferiores, complicações da doença falciforme;
2ª	Religião, situação conjugal, prática de atividade física, uso de cigarro e álcool;
3ª	Número de filhos com traço falciforme, número de filhos com doença falciforme, número de pessoas no mesmo domicílio, associação a AFADFAL;
4ª	Tipo de água consumida em residência, rede de esgotamento, renda familiar em salários-mínimos, tipo de propriedade da casa em que reside, escolaridade, uso de medicamentos, serviços utilizados no centro de referência.
5ª	Condições culturais, ambientais e socioeconômicas gerais.

Não foi contemplada neste questionário com perguntas específicas da camada 5, contudo, considera-se a forte influência de seus aspectos sobre os demais níveis, uma vez que o padrão de vida seguido por grupos específicos determina a seleção dos hábitos vida e estes ocasionam repercussões sobre a saúde (GEIB, 2012; PELLEGRINI FILHO *et al.*, 2008). O questionário foi aplicado em forma de teste com 18 indivíduos que atenderam aos critérios de inclusão, e estes foram incluídos na amostra.

O outro questionário foi o instrumento genérico para avaliação da QV versão abreviada, o World Health Organization Quality of Life BREF (WHO-QOL-BREF), já validado no Brasil.

Os dados coletados foram organizados no Microsoft Excel®, versão 2007, onde se procedeu ao cálculo dos escores e estatística descritiva do instrumento WHOQOL-BREF a partir de uma ferramenta, que segue a sintaxe proposta pelo Grupo WHOQOL, criada por Pedroso e colaboradores (2010) e o *Statistical Package for the Social Sciences*® (SPSS) versão 20, sendo processados no SPSS versão 20®. Foram utilizadas frequências (absoluta e relativa) além das medidas de tendência central para estatística descritiva. Para proceder à análise bivariada, foi realizada a comparação das médias obtidas entre os domínios do WHOQOL-BREF e as variáveis sociodemográficas e clínicas de interesse, organizadas de acordo as camadas do MDSS, além da aplicação do teste de Kruskal-Wallis. Para todas as análises estabeleceu-se o nível de significância em 5%. O projeto foi aprovado pelo Comitê de Ética em Pesquisa da UEFS (CEP/UEFS), considerando todos os aspectos éticos da Resolução no 466/2012 do Conselho Nacional do MS, obtendo o Certificado de Apresentação para Apreciação Ética (CAAE): 45128015.8.0000.0053 e número de parecer: 1.254.7086.

Resultados

Foram obtidas respostas de 67 pessoas com DF. A Tabela 01 apresenta a caracterização sociodemográfica e estilo de vida de acordo com as camadas 1, 2, 3 e 4 do MDSS. A análise dos dados evidenciou que a população estudada estava representada por 56,7% de mulheres com média de idade de 33,3 anos, destacando-se a faixa etária 30 a 49 anos (52,2%) e a cor da pele autodeclarada preta (59,1%). No que se refere à situação conjugal a maioria das pessoas estava solteiras (56,7%), referiram-se evangélicas (50,0%), não praticavam atividade física (85,1%), nunca haviam feito uso de cigarros (79,1%) ou ingestão alcoólica na semana (70,1%).

Tabela 1 – Características sociodemográficas, econômicas e de estilo de vida, segundo camadas do MDSS de pessoas com DF acompanhadas no CRMPDF (n=67) em Feira de Santana, Bahia, Brasil, 2016

CARACTERÍSTICAS SOCIODEMOGRÁFICAS E ESTILO DE VIDA					
	n	%		n	%
DETERMINANTES INDIVIDUAIS			INFLUÊNCIA DAS REDES SOCIAIS		
Faixa Etária (anos)			Nº de filhos com DF (32)		
18- 29	28	41,8	Sim	3	9,4
30-49	35	52,2	Não	29	90,6
50 ou mais	4	6	Nº filhos com traço falciforme (32)		

continua...

continuação

CARACTERÍSTICAS SOCIODEMOGRÁFICAS E ESTILO DE VIDA					
	n	%		n	%
Cor da pele (autorreferida) (66)			Sim	27	84,4
Amarela	2	3	Não	5	15,6
Branca	1	1,5	Associado à AFADFAL		
Parda	23	34,8	Sim	41	61,2
Preta	39	59,1	Não	26	38,8
Sexo			Nº pessoas no mesmo domicílio		
Masculino	29	43,3	1-2	6	9
Feminino	38	56,7	3-5	35	52,2
			≥ 6	26	37,9
DETERMINANTES PROXIMAIS			**DETERMINANTES INTERMEDIÁRIOS**		
Situação Conjugal			Coleta de Lixo		
Solteiro (a)	38	56,7	Sim	67	100
Casado (a)	12	17,9	Não	-	
União estável	13	19,4	Tipo de Água (66)		
Separado/Divorciado (a)	4	6	Encanada (Embasa)	63	94
Religião (66)			Poço Artesiano	2	3
Católica	21	31,8	Envasada (mineral)	1	1,5
Evangélica	33	50	Rede de esgoto (66)		
Outras religiões	2	3	Sim	47	71,2
Sem religião	10	15,2	Não	19	28,8
Prática de atividade física/semana			Tipo de propriedade da casa		
Sim	10	14,9	Própria	50	74,6
Não	57	85,1	Alugada	10	14,9
			Emprestada	7	10,5
Uso de cigarros			Renda Familiar (salários-mínimos*)		
Nunca fumou	53	79,1	< 1 SM	21	31,3
Ex- fumante	10	14,9	1 SM	36	53,7
DETERMINANTES PROXIMAIS			**DETERMINANTES INTERMEDIÁRIOS**		
Fumante Atual	4	6	2-5 SM	10	14,9
Uso de bebida alcoólica/semana			Escolaridade		
Nenhuma vez	47	70,1	Ensino Fundamental	26	38,8
Uma vez /semana	20	29,9	Ensino Médio	33	49,2
			Ensino Superior	8	12

Nota: *Valor de referência do salário-mínimo no ano de 2016 no Brasil: R$880,00.

A maior parte das pessoas não possuía filhos com DF (90,6%), contudo referiu ter filhos com traço falciforme (84,4%), a maioria convivia com 3 a 5 pessoas no mesmo domicílio (52,2%) e referiram ser associadas à AFADFAL (61,2%) (Tabela 1).

Ainda em relação à tabela 1, quanto aos determinantes intermediários, todas participantes do estudo referiram ter coleta de lixo em seus domicílios, a maior parte tinha acesso à água encanada (94%), a rede de esgoto (71,2%). A maioria referiu residir em casa própria (74,6%), possuir renda familiar de 1 SM (53,7%) e nível médio de ensino (49,2%).

A maioria das pessoas referiu apresentar hemoglobinopatia do tipo HbSS (66,7%), ter ou já ter apresentado lesões em MMII (97%) e sentir dor física (97%). Dentre complicações da DF 92,5% referiram crise álgica, 85,1% dor orofacial, 51,5% pneumonia, 44,8% priapismo, 43,8% colecistite, 36,4% síndrome torácica aguda, 18% osteonecrose em cabeça de fêmur (Tabela 2).

O uso de medicamentos foi referido por 97% das pessoas entrevistadas, enquanto que os atendimentos com o médico clínico geral (64,2%) e com médico hematologista (71,6%) foram os tipos de serviços mais utilizados dentre os participantes do estudo.

Tabela 2 – Características clínicas de pessoas com DF acompanhadas no CRMPDF (n=67) em Feira de Santana, BA, Brasil, 2016

CARACTERÍSTICAS CLÍNICAS					
DETERMINANTES INDIVIDUAIS	n*	%	DETERMINANTES INDIVIDUAIS	n*	%
Lesão em MMII			Osteomielite em úmero (62)		
Sim	65	97	Sim	3	4,8
Não	2	3	Não	59	95,2
Dor Física			Osteomielite mandibular (62)		
Sim	65	97	Sim	-	-
Não	2	3	Não	62	100
COMPLICAÇÕES DA DF					
Crise álgica			Osteonecrose c. fêmur (61)		
Sim	62	92,5	Sim	11	18
Não	5	7,5	Não	50	82
SAE*			Osteonecrose c. úmero (60)		
Sim	17	25,8	Sim	2	3,3
Não	49	74,2	Não	58	96,7
AVE** (65)			Priaprismo		
Sim	4	6,2	Sim	13	44,8
Não	61	93,8	Não	16	55,2
Meningite			Impotência sexual		
Sim	1	1,5	Sim	9	31
Não	66	98,5	Não	20	69
Otite Média (66)			Incontinência urinária (66)		

continua...

continuação

CARACTERÍSTICAS CLÍNICAS					
DETERMINANTES INDIVIDUAIS	n*	%	DETERMINANTES INDIVIDUAIS	n*	%
Sim	10	15,2	Sim	16	24,2
Não	56	84,8	Não	50	75,8
Dor orofacial			Insuficiência renal (65)		
Sim	57	85,1	Sim	1	1,5
Não	10	14,9	Não	64	98,5
Isquemia miocárdica (66)			Colecistite (64)		
Sim	3	4,5	Sim	28	43,8
Não	63	95,5	Não	36	56,3
			DETERMINANTES INTERMEDIÁRIOS	n*	%
Arritmia Cardíaca (64)			Uso de medicamentos		
Sim	15	23,4	Sim	65	97
Não	49	76,6	Não	2	3
			SERVIÇOS UTILIZADOS CRMPDF		
Sopro Sistólico			Médico Clínico Geral	16	25
Sim			Sim	43	64,2
Não	48	75	Não	24	35,8
ACC** (63)			Médico Hematologista		
Sim	9	14,3	Sim	48	71,6
Não	54	85,7	Não	19	28,4
Pneumonia (66)			Equipe de Enfermagem		
Sim	34	51,5	Sim	13	19,4
Não	32	48,5	Não	54	80,6
STA* (66)			Fisioterapeuta	22	32,8
Sim	24	36,4	Sim		
Não	42	63,6	Não	45	67,2
Osteomielite em fêmur (63)			Nutricionista		
Sim	7	11,1	Sim	33	49,3
Não	56	88,9	Não	34	50,7

A Tabela 3 mostra a distribuição dos parâmetros referentes aos domínios de QV do WHOQOL-BREF. Para os domínios físico (11,04) e do meio ambiente (11,32) a percepção da QV foi média-baixa enquanto que para o domínio psicológico (14,28) e das relações sociais (14,33) a percepção da QV foi média-alta.

A percepção dos sujeitos sobre sua QV geral obteve classificação média--alta, enquanto que avaliação da QV para os domínios específicos demonstrou que a percepção sujeitos variou entre média-baixa (meio ambiente e físico) e média-alta (relações sociais e psicológico), fato que não foi observado nas médias de QV obtidas para cada faceta que integra os domínios.

Tabela 3 – Distribuição dos escores referentes aos domínios do
WHOQOL-BREF aplicado às pessoas com DF em acompanhamento
no CRMPDF (N=67), Feira de Santana, BA, Brasil, 2016

DOMÍNIOS DO WHOQOL-BREF	MÉDIA ± DESVIO PADRÃO	MEDIANA	VALOR MÍNIMO	VALOR MÁXIMO
I – Físico	11,04 ± 2,54	11,43	5	17
II – Psicológico	14,28 ± 2,69	15,33	7	19
III – Relações Sociais	14,33 ± 3,41	14,67	5	20
IV- Meio Ambiente	11,32 ± 2,34	11,00	6	17

Discussão

O perfil sociodemográfico de acordo com o MDSS evidencia dentre os determinantes individuais (camada 1) o predomínio de mulheres, corroborando com os achados de Gomes Neto e Santos (2013) em estudo conduzido com integrantes da Associação Baiana de Portadores de Doenças Falciformes (ABDFAL) em Salvador (BA) e, por Amaral e colaboradores (2015), em pesquisa realizada com pacientes com DF de um hemonúcleo em Divinópolis (MG). Esses achados demonstram a procura mais frequente da mulher com DF aos serviços de saúde. Além disso, associa-se ao fato de que os serviços de saúde não estão aptos a absorver a demanda masculina, conforme afirma Gomes, Nascimento e Araújo (2007).

Quanto à cor da pele, a maioria das pessoas se autodeclararam pretas dado que remete a associação entre a ocorrência de DF e a origem racial afrodescendente (MAIO; MONTEIRO, 2005; ROBERTI *et al.*, 2010). Por sua vez, a faixa etária revela a baixa expectativa de vida que as pessoas com DF estão propensas devido às complicações inerentes ao curso clínico deste adoecimento. O presente resultado corrobora com os achados de Martins *et al.* (2010), que analisaram prontuários de pessoas internadas com DF em dois hospitais da rede pública de Uberaba-MG entre 1998 e 2007 e identificaram que a média de idade entre os pacientes foi de 33,5 anos.

No que tange aos determinantes relacionados à influência das Redes Sociais, percebe-se que a maioria dos participantes referiu ter filhos com traço falciforme, o que reflete a importância da inclusão do teste eletrosforese de hemoglobina ao elenco de exames do Componente Pré-Natal da Rede Cegonha, diante da possibilidade do diagnóstico da DF ainda no acompanhamento pré-natal (BRASIL, 2011).

Outro achado relevante é o fato de que a maioria dos participantes estava associada à AFADFAL, importante meio de articulação dos indivíduos para expressar as suas necessidades de saúde, bem como de luta por seus direitos. Neste sentido, atuar junto à associação é considerada uma fonte de apoio social e exercício político na construção e (re)afirmação da legitimidade das decisões sobre as causas pertencentes a DF, pois sua conformação assegura a reivindicação de direitos sem que haja a desresponsabilização das competências do poder público e influência o desenvolvimento da auto-organização social e política entre os indivíduos (BARSAGLINI; PAZ; LEMOS, 2015).

A maioria das pessoas com DF no estudo relataram ter baixa renda, expondo os sujeitos a condição de vulnerabilidade socioeconômica. Achados semelhantes foram encontrados por Gomes Santos e Neto (2013) em que 87,5% das pessoas com DF tinham renda per capita de até um salário-mínimo e meio.

Observou-se baixo nível de escolaridade entre os pesquisados, corroborando com os achados do estudo realizado por Felix, Souza, Ribeiro (2010) cujo objetivo foi avaliar os aspectos epidemiológicos e sociais da DF com pessoas diagnosticadas e acompanhadas pelos centros de referência no estado de Minas Gerais, demonstrando que somente 42,5% dos pacientes tinham escolaridade igual ou superior ao ensino médio completo. Isto está atrelado às diversas manifestações clínicas do DF sofridas pelos sujeitos, como as crises dolorosas, que podem interferir na frequência escolar, acarretando o abandono ou perda do ano escolar. (LOUREIRO; ROZENFELD, 2005).

As lesões em membros inferiores (MMII) e a dor física foram referidas por grande parte dos participantes da pesquisa. Tais complicações são muito frequentes dentre as pessoas adoecidas e podem ocorrer de forma associada. Estudo de âmbito nacional demonstrou uma prevalência de 20% de úlceras de perna associadas a DF, com ênfase para portadores do gene HbSS que a prevalência foi de 22%.

Os episódios de dor vivenciados pelas pessoas com DF são dotados de subjetividade, uma vez que se amplia a múltiplas dimensões da vida cotidiana desses sujeitos, desde as esferas emocional, ambiental, social e econômica (LOBO; MARRA; SILVA, 2007).

Para Braga (2007) o acompanhamento em serviço ambulatorial em sua importância fundamentada em duas ações: avaliação e orientação. Avaliação clínica para detecção precoce de alterações e a orientação educativa para pacientes e familiares, e como consequência fundamental o estabelecimento de vínculo entre a família, o paciente e o profissional de saúde, que favorece a construção de conhecimento sobre a doença e mantém o acompanhamento contínuo no mesmo centro de referência.

Quanto à percepção da QV, observou-se nesse estudo que houve diferença entre as médias de QV para os domínios específicos. Os participantes da pesquisa demonstraram ter percepção da QV melhor para os domínios das relações sociais e psicológico apresentando QV médio-alta, quando comparado aos domínios físico e meio ambiente cuja percepção da QV foi classificada como média-baixa.

Esse achado corrobora com o trabalho realizado com Roberti et al. (2010), com objetivo de avaliar a qualidade de vida de pessoas com DF utilizando o WHOQOL-BREF, entre 14 e 60 anos, em tratamento no Hospital das Clínicas da Universidade de Goiás, no qual foram encontradas perdas mais expressivas de QV no domínio ambiental, e físico, cujas médias de QV encontradas foram 52,76% e 57,32%, respectivamente.

Carvalho (2010) afirma que escores baixos obtidos para a faceta dependência de medicação ou tratamentos insinuam influência direta na vida das pessoas com DF, fato que compromete a sua QV. Com relação à faceta dos recursos financeiros tal fato pode estar associado a baixa renda das famílias com DF que, no geral, restringe-se a um salário-mínimo.

No contexto do MDSS, referente às camadas 1 e 2 (Tabela 4), as pessoas com faixa etária ≥50 anos apresentaram médias de escores mais altas em relação a relações sociais que envolvem relacionamento interpessoal, suporte e apoio social e vida sexual. Este resultado remete a capacidade dos indivíduos em estabelecer vínculos caracterizados pelo fortalecimento de relações. Para Sluzki (1997, p. 37) rede social pessoal envolve as interações estabelecidas pelas pessoas, incluindo "família, amigos, relações de trabalho, de estudo de inserção comunitária e de práticas sociais". A rede de apoio social e afetivo exerce influência positiva no suporte para a pessoa com DF e não está diretamente ligada à quantidade de pessoas conhecidas, mas naqueles que quando requisitados não hesitarão em oferecer apoio (LEBRE-DIAS; LEITE, 2014).

As pessoas que possuem úlceras em membros inferiores apresentaram média de escore maior que aquelas que não possuíam lesões em relação ao domínio IV (meio ambiente). As úlceras de perna ocasionam constrangimento, além de instituir limites às atividades da vida social, tais como: atividades de lazer, interação com amigos, liberdade em se vestir conforme a própria preferência, entre outras atividades de vida diária por causa da dor ocasionada pela ferida (KIKUCHI, 2007).

O estudo conduzido por Carvalho, Paiva e Arapício (2013) sobre representações do corpo ferido de pacientes atendidos em um hospital público de Salvador/BA demonstrou que estes sujeitos apresentam sentimento de estranhamento aos seus corpos e sentimentos negativos, uma vez que esta condição lhes impõe a habilidade de construir novos conceitos culturais, sociais, históricos e afetivos acerca de seus corpos após o surgimento da ferida.

Houve diminuição do escore de QV para os indivíduos que referiram fazer uso de analgésicos com relação ao domínio físico, que pode associar-se ao enfrentamento das crises dolorosas. Estudo realizado por Ohara *et al.* (2012) revelou que todos os indivíduos pesquisados referiram dor nos últimos 12 meses e 81,5%, nos últimos sete dias, em, pelo menos, uma região corporal, sendo que a maior ocorrência de dor foi em quadril/membros inferiores, seguida da região dorsal, lombar e braços.

A crise dolorosa na DF consiste na manifestação clínica mais dramática da doença, uma vez que ocorrem de modo súbito e impactam negativamente a QV das pessoas adoecidas. Para o manejo dessas situações são utilizados medicamentos, que o profissional de saúde deve prescrever estando atento aos resultados funcionais e psicológicos do paciente, atentando-se aos sinais de dependência farmacológica e recomendando a adesão aos tratamentos alternativos para controle da dor, tais como: fisioterapia, psicoterapia e terapia ocupacional (LOBO; MARRA; SILVA, 2007).

As pessoas que tiveram acesso ao serviço de nutrição apresentaram escores de média maiores para os domínios físico e meio ambiente, o que se associa à disponibilidade e qualidade de cuidados sociais e de saúde. Ressalta-se o impacto negativo que o déficit energético e nutricional pode acarretar sobre a condição imunológica e nutricional dos indivíduos com DF, visto que o processo fisiopatológico já impõe condições desfavoráveis ao estado de saúde dessas pessoas, atrelado a maior chance de apresentar magreza e desnutrição (ARAÚJO, 2009).

As limitações do estudo referem-se ao tamanho da amostra, que só permite considerar os resultados encontrados para a população em questão.

Considerações finais

A relação entre o MDSS e a QV permitiu identificar a percepção da QV da maioria das pessoas com DF mostrou-se média ou média-alta. Esse achado demonstra que, mesmo se tratando de um adoecimento biológico e hereditário, a demanda por intervenções de saúde não se restringe ao âmbito individual, mas requer ações coletivas. Dessa forma, desponta-se imprescindível a necessidade de formalização da Política Estadual de Atenção Integral às pessoas com DF.

A relevância desse estudo relaciona-se ao aperfeiçoamento das ações de assistência em saúde, uma vez que estarão baseadas na realidade em que vivem esses sujeitos e, consequentemente, condizentes às suas reais necessidades.

Ressalta-se a necessidade de avançar nas pesquisas da DF a fim de contribuir com uma possível validação de um instrumento específico para mensuração da QV em pessoas com DF.

REFERÊNCIAS

ARAÚJO, A. S. **Perfil Nutricional De Pacientes Adultos Com Anemia Falciforme**. 2009. 88f. Dissertação (Mestrado em Nutrição) – Programa de Pós-Graduação em Alimentos, Nutrição e Saúde (PGNUT), 2009.

BARSAGLINI, R. A. PAZ, K. M.; LEMOS, P. L. Qualidade de vida e cuidado às pessoas com doença falciforme. Interface (Botucatu), Botucatu, v. 19, n. 52, p. 195-200, Mar. 2015.

BARROS, N. Qualidade de vida – conceitos e métodos de avaliação. *In*: ANDRADE FILHO, A. C. de C. **Dor**: Diagnóstico e Tratamento. São Paulo: Roca, 2001.

BRAGA, J. A. P. Medidas gerais no tratamento das doenças falciformes. Rev. Bras. **Hematol. Hemoter**.,São José do Rio Preto, v. 29, n. 3, p. 233-8, set. 2007.

BRASIL. Ministério da Saúde. Secretaria de Assistência à Saúde. Coordenação-Geral de Atenção Especializada. **Manual de Normas Técnicas e RotinasOperacionais do Programa Nacional de Triagem Neonatal**/Ministério da Saúde,Secretaria de Assistência à Saúde, Coordenação-Geral de Atenção Especializada – Brasília: Ministério da Saúde, 2002.

BRASIL. Ministério da Saúde. Secretaria de Assistência à Saúde. Departamento de Atenção Especializada. **Manual de educação em saúde** / Ministério da Saúde, Secretaria de Atenção à Saúde, Departamento de Atenção Especializada. – Brasília. Ministério da Saúde, 2009.

BRASIL. Ministério da Saúde. **Portaria GM/MS nº 1.459/GM/MS**, de 24 de junho de 2011, (Rede Cegonha): inclui o exame de eletroforese de hemoglobina para detecção da anemia falciforme no pré-natal.

CARVALHO, A. L. O. **Qualidade de vida de mulheres negras com Anemia Falciforme**: implicações de gênero. 2010. 101f. Dissertação (Mestrado em Enfermagem) – Programa de Pós-Graduação em Enfermagem, Universidade Federal da Bahia. Escola de Enfermagem, Salvador, 2010.

CORDEIRO, R. C. **Experiência do adoecimento de mulheres e homens com doença falciforme**. 2013. 238 f. Tese (Doutorado em Enfermagem)

– Programa de Pós-Graduação em Enfermagem, Universidade Federal da Bahia. Escola de Enfermagem, Salvador, 2013.

CUNHA, G. H. da *et al.* Qualidade de vida de homens com AIDS e o modelo da determinação social da saúde. Rev. Latino-Am. Enfermagem, Ribeirão Preto, v. 23, n. 2, p. 183-91, abr. 2015.

FELIX, A. A.; SOUZA, H. M.; RIBEIRO, S. B. F. Aspectos epidemiológicos e sociais da doença falciforme. **Rev Bras Hematol Hemoter.**, v. 32, n. 3, p. 203-8, 2010.

GEIB, L. T. C. Determinantes sociais da saúde do idoso. **Ciênc. SaúdeColetiva**, Rio de Janeiro, v. 17, n. 1, p. 123-33, Jan. 2012.

GOMES, R.; NASCIMENTO, E. F.; ARAUJO, F. C. Por que os homens buscam menos os serviços de saúde do que as mulheres? As explicações de homens com baixa escolaridade e homens com ensino superior. Cad. Saúde Pública, Rio de Janeiro, v. 23, n. 3, p. 565-74, mar. 2007.

KIKUCHI, B. A. Assistência de enfermagem na doença falciforme nos serviços de atenção básica. **Rev. Bras. Hematol. Hemoter.**, São José do Rio Preto, v. 29, n. 3, p. 331-8, set. 2007.

LEBRE DIAS, T.; LAURA GODOY LEITE, L. Rede de apoio social e afetivo e estratégias de enfrentamento na doença falciforme: um olhar sobre a pessoa e a família. **Psicol. rev. (Belo Horizonte)**, Belo Horizonte, v. 20, n. 2, p. 353-73, 2014.

LOBO, C. Doença falciforme – um grave problema de saúde pública mundial. **Rev. Bras. Hematol. Hemoter.**, São Paulo, v. 32, n. 4, p. 280-1, 2010.

LOBO, C.; MARRA, V. N.; SILVA, R. M. G. Crises dolorosas na doença falciforme. Rev. Bras. **Hematol. Hemoter.**, São José do Rio Preto, v. 29, n. 3, p. 247-58, set. 2007.

LOUREIRO, M. M.; ROZENFELD, S. Epidemiologia de internações por doença falciforme no Brasil. **Rev. Saúde Pública**, São Paulo, v. 39, n. 6, p. 943-9, dez. 2005.

MAIO, M. C.; MONTEIRO, S. Tempos de racialização: o caso da 'saúde da população negra' no Brasil. História, Ciências, Saúde – Manguinhos, v. 12, n. 2, p. 419-46, maio/ago. 2005.

MERHY, E. E. **Saúde**: a cartografia do trabalho vivo. 3. ed. São Paulo: Hucitec, 2007.

MANN-JILES, V.; MORRIS, D. L. Quality of life of adult patients with sickle cell disease. **Journal of the American Academy of Nurse Practitioners**, v. 2, p. 340-49, 2009.

MARTINS, P. R. J.; MORAES-SOUZA, H.; SILVEIRA, T. B. Morbimortalidade em doença falciforme. **Rev. Bras. Hematol. Hemoter.**, São Paulo, v. 32, n. 5, p. 378-83, 2010.

MENEZES, A. S.de O. da P. *et al.* Qualidade de vida em portadores de doença

falciforme. **Rev. paul. pediatr.**, São Paulo, v. 31, n. 1, mar. 2013.

OHARA, D. G. *et al.* Dor osteomuscular, perfil e qualidade de vida de indivíduos com doença falciforme. **Rev. bras. fisioter.**, São Carlos, v. 16, n. 5, p. 431-8, out. 2012.

PADILLA, G. V. Calidad de Vida: panorámica de investigaciones clínicas. **Rev Colomb Psicol.**, v. 13, n. 4, p. 80-8, 2005.

PAIVA E SILVA, R. B.; RAMALHO, A. S.; CASSORLA, R. M. S. A anemia falciforme como problema de saúde pública no Brasil. **Rev. Saúde Pública**, Rio de Janeiro, v. 27, n. 1, 1993.

PELLEGRINI FILHO, A. (org.). **As causas sociais das iniquidades em saúde no Brasil**. Comissão Nacional sobre Determinantes Sociais da Saúde. Rio de Janeiro: Editora FIOCRUZ, 2008. 215p.

ROBERTI *et al.* Avaliação da qualidade de vida em portadores de doença falciforme do Hospital das Clínicas de Goiás, Brasil. **Rev. Bras. Hematol. Hemoter.**, São Paulo v. 32, n. 6, p. 449-54, 2010.

SANTOS, J. P.dos; GOMES NETO, M. Sociodemographic aspects and quality of life of patients with sickle cell anemia. **Rev. Bras. Hematol. Hemoter.**, São José do Rio Preto, v. 35, n. 4, p. 242-5, 2013.

SLUZKI, C. E., **A Rede Social na Prática Sistêmica**, Casa do Psicólogo, SP, 1997.

ZAGO M. A. Anemia falciforme e doenças falciformes. *In*: BRASIL. Ministério da Saúde, Secretaria de Políticas de Saúde. **Manual de doenças mais importantes por razões étnicas, na população brasileira afrodescendentes**. Brasília: Ministério da Saúde. 2001 p. 13-29.

CAPÍTULO 5

SENTIDO PARA SE TORNAR RESILIENTE NAS VIVÊNCIAS DAS ESTUDANTES DE ENFERMAGEM À LUZ DO EXISTENCIALISMO FRANKLIANO

Iago Barbosa Ribeiro
Adriana Braitt Lima
Elaine Guedes Fontoura
Aline Mota de Almeida
Marluce Alves Nunes Oliveira

Introdução

Nos últimos anos, no Brasil, o aumento de alunos no Ensino Superior é decorrente das políticas públicas de democratização do acesso, dentre elas a política de cotas, consagrada pela Lei n°12.711 de agosto de 2012, que reserva 50% da vagas do das universidades públicas federais para estudantes do Ensino Médio público, incluindo a ainda critérios de renda e étnico-racial. O Programa Universidade para Todos (Prouni) e o Fundo de Financiamento Estudantil (Fies) possibilitaram o ingresso em instituições particulares, e o Sistema de Seleção Unificada (SISU) o ingresso em instituições públicas de ensino superior, tendo tais dispositivos relação direta com o ENEM – Exame Nacional do Ensino Médio (SALATA, 2018).

A educação brasileira, de modo geral, é marcada por um modelo ultrapassado, cujas características principais são a fragmentação do conhecimento, o reducionismo pedagógico, o tecnicismo, a inflexibilidade da matriz curricular e o ensino bancário (MIGUEZ, 2019; AQUINO, 2012).

Além de conviver com esse contexto, em meio às exigências do ensino, os estudantes se defrontam com situações marcadas por fragilidade e conflitos interpessoais com os colegas de turma (HYUN, *et al.* 2018).

No ambiente extra-acadêmico, os estudantes têm de lidar com situações do seu cotidiano, como o distanciamento familiar, a distância diária entre a residência e a universidade, a falta de lazer etc., o que vem levando os estudantes a sentimentos de desapontamento, frustração e rejeição (GOUVEIA *et al.*, 2017; YANCEY, 2018).

Nos cursos de enfermagem, as estudantes, além dessas circunstâncias vividas na sala de aula e no cotidiano, por estarem lidando com vidas, na prática hospitalar, enfrentam sentimentos como medo, nervosismo e insegurança pelo temor do erro e despreparo frente ao inesperado. Por outro lado, essas situações podem ser geradoras de potencialidades diante da aquisição do conhecimento e o despertar de valores em cada pessoa (LIMA, 2020; YANCEY, 2018).

No processo de ensino e aprendizagem, na enfermagem de nível superior, existem diretrizes que compreendem as exigências, as competências e as habilidades necessárias ao futuro egresso (BRASIL, 2001, 2018).

A estudante de enfermagem, nesse caso, tem de desenvolver o conhecimento técnico-científico ministrado ao longo do curso, buscando relacioná-lo às vivências com o cuidado nos diversos cenários de aprendizagem – sala de aula, laboratório de habilidades, hospitais, clínicas e na atenção básica –, ou seja, almejando a integração entre os conteúdos dos componentes curriculares e a prática (LIMA, 2020).

Assim, frente às circunstâncias de sua existência, a estudante de enfermagem tem a possibilidade vivenciar o *Ser* resiliente . Autores como Silveira e Mahfoud (2008) e Kochla (2015) convergem no que diz respeito ao conceito de resiliência como a capacidade das pessoas resistirem a situações difíceis e retornarem a seu estado original, mesmo sendo submetidas a vários tipos de condições adversas.

No tocante à análise do comportamento humano, busca-se compreender por que, diante das condições entendidas como adversas, algumas pessoas desenvolvem a resiliência satisfatoriamente, ou seja, crescendo e superando aparentemente os limites da condição humana, enquanto outros sucumbem, desenvolvendo patologias. De fato, o que se espera perante os momentos de sofrimento extremo é que a pessoa "suporte a incapacidade de compreender racionalmente que a vida tem um sentido incondicional, não obstante as circunstâncias" (SILVEIRA; MAHFOUD, 2008, p. 571).

Na visão de Frankl, fundador da logoterapia e análise existencial, o homem vive em busca de um sentido, que pode ser concebido como a direção a ser seguida na procura de significado, e considerado como parte fundamental da liberdade e da responsabilidade, sendo singular para cada pessoa (FRANKL, 2017).

A essas tensões que emergem do ser humano para o encontro de sentido (entre o *ser* e o *dever-ser*) Frankl chamou de noodinâmica, um processo considerando como algo comum da nossa existência, capaz de levar ao crescimento e à evolução (FRANKL, 2017; MIGUEZ, 2019).

Esse mesmo autor, na sua ontologia, considera que o ser humano é constituído de três extratos: o físico ou somático, o psíquico e o espiritual, ou noética. Esse último é a parte fundamental do ser humano, o qual projeta as outras dimensões inferiores, a somática e a psíquica (FRANKL, 2016).

Este artigo parte de um recorte do TCC (Trabalho de Conclusão de Curso) de um estudante de enfermagem intitulado "Sentido de tornar-se resiliente nas vivências das estudantes de enfermagem". Suas inquietações partiram da questão de pesquisa: Como as estudantes de enfermagem vivenciam o sentido de tornar-se resiliente? Diante disso, emergiu o objetivo de compreender o sentido de tornar-se resiliente nas vivências das estudantes de enfermagem.

Tal estudo se justifica frente a ausência de investigações sobre temáticas que envolvam sentido da vida e educação, desafios, dificuldades e resiliência. O estado da arte evidenciou grande contingente de trabalhos voltados para desafios e dificuldades, embora sem apontar evidências da relação entre educação e resiliência na visão do estudante de enfermagem.

Método

Trata-se de um estudo de abordagem qualitativa, do tipo pesquisa fenomenológica, que busca a compreensão do sentido de tornar-se resiliente nas vivências de estudantes de enfermagem. Nessa perspectiva, a análise fenomenológica intenta desvelar o fenômeno diante das experiências vivenciadas.

A preocupação da fenomenologia é a de descrever o fenômeno, não de explicá-lo, mas compreender, não buscando relações causais. A descrição rigorosa do fenômeno é que permite chegar à sua essência. Assim, a pesquisa fenomenológica apresenta, como ponto principal, o olhar às coisas como elas se manifestam (CARVALHO; VALLE, 2002).

Essa forma de conduzir a pesquisa fenomenológica Husserl nomeou de *epoché*, que, em grego, significa parada, pausa ou suspensão. Como também "colocar em parênteses" as crenças referentes ao mundo natural, assumindo uma postura neutra. Isso possibilita o emergir do sentido do fato que não tinha sido observado (CARVALHO; VALLE, 2002, p. 23).

O cenário do estudo foi o departamento de saúde de uma universidade pública do interior da Bahia, sendo o foco do estudo um curso de enfermagem que tem 43 anos de existência e forma profissionais para desenvolver suas competências em cidade do interior do estado (UEFS, 2018).

Foram considerados critérios de inclusão no estudo serem estudantes de graduação regularmente matriculados e frequentando o Curso Enfermagem, e terem idade superior a dezoito anos.

A coleta de dados se deu entre os meses de setembro a dezembro de 2019. A entrevista fenomenológica foi realizada com seis estudantes de enfermagem. Esse quantitativo de participantes foi definido por saturação de dados, que significa a interrupção da coleta quando se constata que elementos novos para subsidiar a teorização almejada não são depreendidas, com a ocorrência da repetição dos significados nas novas entrevistas (PIRES, 2008).

Durante a entrevista, utilizou-se um roteiro com dados de identificação e caracterização dos participantes, além das questões da entrevista. O processamento dos dados foi fundamentado na análise fenomenológica proposta por Martins e Bicudo (2005), que permite obter a essência do fenômeno diante das experiências vividas. Essa análise é constituída de duas etapas.

A primeira é a análise ideográfica, que consiste na análise das unidades de significado por participante, de forma individual. Ela comporta cinco momentos: transcrição dos relatos, leitura dos relatos em seu contexto, constituição das unidades de significados, constituição das unidades de significado na linguagem do pesquisador e generalização dos depoimentos.

A segunda etapa é a normotética, na qual se busca compreender um agrupamento dos significados, relacionando um participante com o outro, para se chegar ao sentido (BICUDO, 2011). A interpretação das unidades de significados se baseou no postulado teórico-filosófico do médico e psiquiatra Viktor E. Frankl, criador da logoterapia e da análise existencial.

A pesquisa respeitou os princípios éticos e bioéticos das resoluções do Conselho Nacional de Saúde 466/2012 e 510/2016, que tratam da pesquisa com seres humanos. A realização dessa pesquisa teve aprovação no Comitê de Ética em Pesquisa da Universidade Estadual de Feira de Santana sob parecer: 3.338.802/2019. Para garantir o anonimato, foram atribuídos às informantes nomes de enfermeiras que trouxeram contribuições para a profissão e para o ensino da enfermagem.

Resultados

As seis mulheres participantes deste estudo eram estudantes de enfermagem, a maioria constituída por jovens de 22 a 27 anos, e apenas uma estudante de 31 anos. Quanto à procedência, grande parte das estudantes era oriunda de outras cidades; apenas uma nasceu na cidade Feira de Santana. Em relação a religião, havia duas evangélicas, três católicas e uma espírita kardecista.

Diante dos significados encontrados nas falas das participantes, suas convergências e divergências, foram constituídas duas categorias e suas respectivas subcategorias empíricas, que estão apresentadas no Quadro 01 a seguir.

Quadro 1 – Categorias e subcategorias empíricas do sentido de tornar-se resiliente na vivência das estudantes de enfermagem. Feira de Santana, Bahia, 2020

CATEGORIAS	SUBCATEGORIAS
1 Desafios para tornar-se resiliente nas vivências das estudantes de enfermagem	Desvelando os sentimentos de desestímulo, infelicidade e constrangimento ao lidar com as metodologias educativas, os professores e os colegas.
	Revelando as dificuldades pelo medo das consequências por cuidar de pessoas, das cobranças do conhecimento aprendido, pelo peso da falta da família e por morar em outra cidade.
	Apreendendo situações de crise existencial durante a vida acadêmica.
2 Despertar para conteúdos de sentido para tornar-se resiliente	Encontrando, na fé em Deus e na oração, um caminho para encarar as adversidades.
	Buscando a força para os enfrentamentos na vida acadêmica por meio do vínculo, do apoio e do compartilhamento do sofrimento com os professores, colegas e familiares.
	Expressando o amparo e realização de um sonho durante a vida acadêmica.
	Refletindo sobre o crescimento vivenciado nos desafios frente ao sofrimento durante o processo de formação.
	Autotransformando-se ao longo da graduação.

Fonte: elaborado pelos autores.

Categoria 1 – Desafios para tornar-se resiliente nas vivências das estudantes de enfermagem

1.1 Desvelando os sentimentos de desestímulo, infelicidade e constrangimento ao lidar com as metodologias educativas, os professores e os colegas

As estudantes de enfermagem entendem sentir desestímulo e tristeza ao longo do processo de formação por causa da relação com alguns professores, dos procedimentos didáticos e das metodologias aplicadas. Elas consideram as metodologias ultrapassadas e os professores rigorosos com os estudantes, o que leva a constrangimentos nas práticas, que, em alguns componentes curriculares, são mais exigentes.

> *É duro [...] na busca do conhecimento, em lidar com determinados tipos de professores, colegas, determinadas metodologias [...] o curso tem uma característica muito antiga ainda, muitas coisas [...] desconstruídas, a nível teórico que falo [...] que acabam nos desestimulando, [...] já pensei em desistir do curso [...]*. (Edith Magalhães).
> Existem muitos professores que nos deixam com constrangimento, nas práticas, não nos deixam à vontade. *[...] e tem semestre mais apertado, como o caso o de adulto III, por que são práticas que exigem mesmo mais do aluno [...] com isso faz que o aluno fique mais apreensivo, e até mesmo não consegue exercer tudo aquilo [...] Todos os conhecimentos [...] pelo professor, ou também pela pressão do semestre.* (Ivone Lara).

1.2 Revelando as dificuldades pelo medo das consequências por cuidar de pessoas e cobranças do conhecimento aprendido, pelo peso da falta da família e por morar em outra cidade

As estudantes de enfermagem enfrentam dificuldades ao revelarem medo, insegurança, ansiedade e angústia, devido à responsabilidade de assumir a profissão de enfermeira, pela repercussão de suas ações perante a vida dos que estão cuidando e pelo futuro enfrentamento da busca de trabalho. Refletem sobre a sensação de cobrança do conhecimento ensinado, ao tempo em que se sentem felizes por findar uma etapa das suas vidas ao se formar. Acreditam que, ao longo do tempo, essas limitações serão resolvidas. Elas revelam, ainda, que, por residirem em outra cidade, sofrem pela falta da família ou pelo deslocamento diário.

> *É difícil, enfrentar tudo aquilo que vem, por que vêm os medos, o medo das repercussões que aquilo pode trazer.* (Olga Vederese).
> *[...] é um misto de sensações esse último período. Você fica feliz por sair [...], mas, quando chega no final, você se pergunta: "e agora o que vou fazer?" [...] bate a sensação de que você não sabe nada, apesar de você ter bastante conhecimento teórico, mas assim a prática [...] que acredito que só o dia a dia irá resolver isso para o profissional e o mercado.* (Edith Magalhães).
> *[...] me sentido muito sobrecarregada, eu senti que não ia ter como avançar, que tava pesado demais pra mim tanto que eu senti a necessidade [...] de ficar com minha família [...]. É muito difícil.* (Anna Nery).

> Às vezes, é muito complicado, porque. como eu moro em outra cidade, aí eu venho todos os dias [...]. Então, é puxado por essa questão e ir e vir (transporte). (Ivone Lara).

1.3 Apreendendo situações de crise existencial durante a vida acadêmica

As estudantes de enfermagem revelam que já vivenciaram um processo de adoecimento mental e destacam como essa condição afeta sua vida pessoal e sua vida acadêmica. Relacionam essa situação às relações com as pessoas, à disputa de egos entre os colegas, à vida universitária e às situações enfrentadas que repercutem no campo físico. levando a uma crise de ansiedade, insônia e pouca produtividade.

> [...] *as disputas dos egos,* [...] *eu acho que o ego está adoecendo, esse excesso está* [...] *adoecendo graduandos,* [...] *as circunstâncias, todas as situações, chegou ao ponto que desenvolvesse ansiedade, e isso chegou a atrapalhar minha vida pessoal.* [...] *passei por um processo de crise de ansiedade, comprometendo minha saúde, eu não conseguia dormir,* [...] *me concentrar, meu rendimento diminuiu.* (Edith Magalhães).
> Às vezes se a gente fica preso só a isso aqui [...], a nossa saúde mental começa a ficar fragilizada e você entra em [...] crise de ansiedade, eu já tive várias. (Olga Vederese).

Categoria 2 – Despertar para conteúdos de sentido para torna-se resiliente

2.1 Encontrando, na fé em Deus e na oração, um caminho para encarar as adversidades

As estudantes de enfermagem expressaram que, quando estão passando por dificuldades, se apoiam na crença em Deus e buscam fortalecê-la por meio da oração, ainda que, por vezes, se percebem distanciadas.

> *Eu me apego muito à minha fé, sabe? É uma das coisas, que não me fez desistir, porque eu tenho muito a fé em Deus* [...]*, ainda que eu me sinta um pouco falha e deva cada vez mais fortalecer minha fé* [...] (Edith Magalhães).

> [...] *para enfrentar, eu busco não pensar no futuro que aquilo que pode trazer. Eu gosto muito oração para enfrentar as adversidades.* (Olga Vederese).

2.2 Buscando a força para os enfrentamentos na vida acadêmica por meio do vínculo, do apoio e do compartilhamento do sofrimento com os professores, colegas e familiares

As estudantes de enfermagem mencionaram que conseguem superar muitos problemas da vida quando têm apoio dos familiares, amigos e docentes.

> *Não tava mais aguentando tanta carga [...], mas tive força, tive apoio, da família, dos meus amigos, também de professores, que me permitiram continuar, mas vou te dizer não é fácil!* (Anna Nery).
> *Mas, quando temos algum problema, sempre conversamos com os professores, existem muitos que entendem essa questão.* (Ivone Lara).
> *Mas o que tem me fortalecido bastante é minha fé, minha família, meus amigos, as pessoas que são próximas a mim, que gostam de mim. São poucos, mas os que tenho são verdadeiros.* (Edith Magalhães).

2.3 Expressando a sensação de amparo e realização de um sonho durante a vida acadêmica

As estudantes de enfermagem reconhecem que a universidade tem reconhecimento social, possibilita conhecimento no campo do ensino, pesquisa e extensão. Para isso, se faz necessário repensar seu modo viver para se dedicar, mesmo tendo que fazer escolhas frente às necessidades familiares.

> *Você acaba se aliviando um pouco do peso da graduação e também fica ansioso, às vezes desesperado, porque assim, aqui na UEFS, você ainda está amparado, seja por pesquisa, extensão. E você quando saí daqui perde esse vínculo para enfrentar o mercado de trabalho lá fora. Lá é cruel, tá difícil, tá apertado.* (Edith Magalhães).
> *Um prêmio. Entrar na universidade, na UEFS, foi a realização de um sonho, que sempre almejei estudar na faculdade, numa universidade pública, seja federal ou estadual e eu consegui! [...] Nos primeiros anos [...], (havia) um certo carinho, posso dizer que tinha um certo amor pelo curso, era algo que me identificava muito.* (Dorothea Orem).

2.4 Refletindo sobre o crescimento vivenciado nos desafios frente ao sofrimento durante o processo de formação

O processo de ensino e aprendizagem das estudantes de enfermagem é acometido por uma dinâmica intensa e por situações complexas. Elas revelam que os desafios levam à maturidade, a conteúdos de sentido que possibilitam força para seguir, aprendendo em cada situação.

> *É algo muito bacana me faz crescer muito como pessoa, também futura profissional, é o que me dá certeza diante de tantos desafios, inclusive da questão salarial, da desvalorização de tantas outras coisas mais, mas, ainda assim, tenho curtido muito e encarado, apesar de todas as situações. (Anna Nery).*
>
> *Hoje eu penso assim: "O mundo tá acabando pra mim!" Obviamente que a gente estoura, se manifesta, essa questão do desespero, mas depois você para e pensa: "O que eu posso aprender com isso? O que isso veio para me ensinar?" [...] Tudo é necessário para nossa evolução. É você parar mesmo e analisar a situação e não focar no sofrimento, focar no aprendizado. (Edith Magalhães).*

2.5 Autotransformando-se ao longo da graduação

Tudo o que é vivido na graduação – momentos bons ou ruins – faz parte do arquivo eterno, onde estão guardadas todas as vivências significantes da vida e que servem, no presente, para dar sentido à existência das estudantes de enfermagem. Nessa dinâmica, elas expressam conteúdos vinculados a um sentido, uma busca de sentido. Suas ideias, suas percepções, de acordo com os enfrentamentos vividos, fortalecem o potencial de resiliência, que vai ser o gradiente de valor para que promovam as mudanças necessárias ao encontro de sentido em suas ações.

> *A gente tem as dificuldades, mas, vamos supor, nos campos de estágio, a gente acaba por ter outros ganhos, por exemplo, deixar melhor, nem que seja cuidar daquele corpo físico, [...] cuidar daquele emocional, mudar o quadro clínico de um paciente. [...] É muito desafiador, a gente se redescobre, a gente desconstrói conceitos, preconceitos, é muito desafio [...], às vezes angustiante. Só que a gente tem que respirar fundo e seguir em frente, para que a gente possa fazer um bom trabalho e uma boa formação como pessoa, como profissional. (Anna Nery).*
>
> *Você passa por muita coisa, as suas experiências de vida. Há também uma mudança como pessoa no decorrer da graduação, sabe? Eu percebo muito, a*

pessoa que eu era no início do curso e a que eu sou hoje. A gente cresce, algumas coisas para o bem, algumas coisas para o mal também. (Olga Vederese).

Discussões

O desenvolvimento da resiliência na logoterapia e na análise existencial, na educação para o sentido (ou simplesmente logoeducação), constitui uma estratégia para "transmitir conhecimento" e "aguçar da consciência", no caso do estudante (FREITAS, 2018, p. 129). Ou seja, trata-se de um recurso que ajudaria na adaptação positiva do estudante em resposta aos desafios a que estaria exposto no processo de formação. Diante desses desafios, a pessoa deve se sobrepor aos condicionantes psicofísicos e sociais, para adquirir a capacidade de superar e encontrar o sentido da vida (FREITAS, 2018; SILVEIRA; MAHFOUD, 2008).

Nas vivências das estudantes, é notória a expressão de sentimentos frente às adversidades vividas. Elas revelam sentimentos de desestímulo, infelicidade e constrangimento ao lidar com as metodologias, os professores e os colegas. São dificuldades decorrentes do medo das consequências ao cuidar de pessoas, além de cobranças do conhecimento aprendido, do peso da falta da família e do fato de morar em outra cidade. São situações de crise existencial durante a vida acadêmica.

O homem que está em busca de sentido para a vida pode se deparar com tensões internas, que são normais na nossa personalidade e que surgem da distância de polos: de um lado, o que a pessoa é; de outro, o que deveria ser, diante da singularidade de cada pessoa (FRANKL, 2013).

Decerto, uma certa dose de tensão vivida pelo estudante é positiva para seu amadurecimento. Como também é positiva a reflexão dos professores sobre o processo de ensino e aprendizagem no tocante à busca de uma educação que "amplie a visão da estudante de enfermagem como ser tridimensional, com a integralidades das dimensões física, psíquica e espiritual, prevenindo a educação fragmentada e avaliações injustas" (LIMA, 2020, p. 156).

A humanidade, como diria Frankl (2017), não vive uma homeostase a qualquer preço, mas uma noodinâmica, vibrações ou tensões que podem ser entendidas como uma dinâmica existencial, uma busca humana do ser para o dever-ser. O que seria da vida humana como uma mera rotina, uma monotonia típica de um conformismo humano? Nesse tocante, podemos pensar que, apesar das circunstâncias vivenciadas pelos estudantes, há a possibilidade de encontrar sentido para a vida na superação de adversidades e nos enfrentamentos que surgem ao longo da graduação.

Esse processo leva o ser humano ao crescimento e à evolução pelo modo de vivenciar a díade ontológica, ser livre e responsável – ou seja, as tensões dos polos do "ser" e do "dever-ser" ao longo da vida (MIGUEZ, 2019, p. 76).

Nas situações de adversidade é que o ser humano evoluiu na sua capacidade para ser resiliente: "a resiliência se manifesta no corpo e nas emoções, mas se origina na dimensão noética, propriamente humana" (FREITAS, 2018, p. 158). Importa lembrar que a dimensão noética ou espiritual é constituída das atitudes diante das dimensões corporal e psíquica, as decisões de compreensão de valor, a criatividade, a intencionalidade, a vontade, o senso ético, a religiosidade e a responsabilidade (AQUINO, 2013).

Sendo assim, verificamos, nos depoimentos das estudantes Olga Vederese e Wanda Horta, a expressão das alterações nos campos psicológicos, físicos e na manifestação da dimensão noética, ao revelarem momentos de ansiedade antecipatória, estresse e fadiga, relacionados à exaustão frente aos conteúdos acadêmicos, ao mesmo tempo em que expressam a vontade de fazer o melhor, com excelência, no campo profissional.

O que move as estudantes de enfermagem nessa dinâmica é a vontade de ir em frente com liberdade de sentido, apesar de tudo, com uma capacidade de poder escolher frente ao que a vida indaga exigindo uma resposta, de ser resiliente e responsável pelo seu destino. O conteúdo de sentido se direciona pela atitude em almejar o crescimento profissional para saber cuidar de vidas e, futuramente, trabalhar como enfermeira.

Para Frankl (2017), ainda que estejamos condicionados a fatores de ordem biológica, psicológica e social, somos capazes de assumir uma postura nessas circunstâncias, e, dessa forma, mudar a nós mesmos. A responsabilidade não diz respeito aos padrões sociais e morais construídos na sociedade, mas sim, ao poder "responder com habilidade" e segurança de seus comportamentos, ações e atitudes, sem perder a essência, a singularidade e a irrepetibilidade (FRANKL, 2016; FREITAS, 2018).

Quanto à consciência que nos orienta na busca de sentido, não se trata da consciência de que estamos acordados, muito mesmo algo sensorial, moralista ou em resposta a processos condicionantes. A realidade é que a consciência surge como elemento que nos capacita a apreender, e reconhecer o que vale a pena a ser feito, o que traz importância e sentido. Sendo originária da dimensão noológica, ela se projeta para o interior da dimensão psíquica (FRANKL, 2017).

Além dos momentos de estresse, autocobrança e apreensão, as estudantes ressaltam que houve durante a graduação momentos de crise existencial, tal condição comprometeu diretamente a saúde mental pessoal, como também a vida acadêmica.

O que é notório nos trabalhos de Frankl (2010) com universitários é o estado de busca de sentido. Porém há estudantes que são afligidos pelo vazio existencial, conforme ele disse: "Entre os meus alunos europeus, 25% mostravam um grau mais ou menos acentuado de vazio existencial. [...] entre meus alunos norte-americanos [...] era de 60%" (FRANKL, 2016, p. 62).

Essa situação pode ser mascarada "na fúria do trabalho, na dinâmica da funcionalidade, e na vontade de poder" (FRANKL, 2017, p. 121). Para preencher essa sensação, esse vazio, sinais podem ser manifestados, como é o caso da drogadição, da automutilação e do suicídio (AQUINO, 2012; FRANKL, 2017).

Entretanto, é importante destacar que a frustração existencial não deve ser considerada um processo patológico, ou seja, uma neurose noogênica, porém facultativamente patogênica, ou seja, ela pode conduzir, de fato, ao adoecimento noogênico no ser humano (FRANKL, 2017).

Nesse caminho, Miguez (2019) assegura que o modelo educacional vigente no ocidente se baseia no tradicionalismo (modelo bancário), transmissor e fragmentador do conhecimento, enquanto a logoeducação tem como missão valorizar o protagonismo, a criticidade e a reflexão diante da realidade, saindo de uma "educação enciclopédica" e valorizando a busca pelo sentido da vida (FREITAS, 2018; MIGUEZ, 2019, p. 44).

Frankl, ao longo de suas obras, assegura que o ser humano tem o potencial de transcender e superar os condicionantes impostos pela vida (FRANKL, 2017). Assim, podemos pensar que, apesar das circunstâncias vivenciadas pelos estudantes, há possibilidade de encontrarem sentido de vida na superação de adversidades e enfrentamentos que surgem ao longo da graduação. Esses caminhos ou meios que nos direcionam ao sentido de vida são chamados de valores, sendo eles de vivência, criativos ou de atitude (FRANKL, 2016).

Na fala das estudantes, verificamos que uma das formas de superação está na fé em Deus e na oração como força para encarar as adversidades, ainda que, por vezes, se sintam distanciadas da crença, vendo a necessidade de cada vez mais fortalecê-la. A crença no sagrado, no símbolo, emerge como força propulsora para alcançar o sentido.

A consciência humana é originária da dimensão noética, que se projeta na dimensão psíquica cuja pretensão é a de levar à tomada de decisões responsáveis, se a conversa com ela for "um diálogo autêntico [...] mais de que um mero monólogo" (FRANKL, 2017, p. 113). Para fenomenologia, essa consciência torna-se mais próxima, mais clara e pessoal. Para a humanidade, é desvelada como Deus que, no cotidiano do homem mediano, é revelado como uma necessidade simbólica à qual ele vive ancorado e enraizado (FRANKL, 2017).

Noutras situações, as estudantes revelam que os diálogos e vínculos entre colegas, professores e familiares fortalecem a rede de apoio, o que favorece o potencial para se tornarem resilientes na vida acadêmica. Há momentos em que elas se põem a ponderar acerca de suas vidas e as mudanças surgem, no reaproximar da família ou no diálogo com os professores, no intuito de explicar as situações vividas no vínculo construído e no suporte que existe para além da universidade.

O ser humano se torna mais autêntico quando está vivendo no mundo, pois o encontro de sentido emerge da relação entre homem e mundo. Assim, o sentido de vida nasce quando o sujeito se distancia de si mesmo (FREITAS, 2018). Existindo assim, ele autotranscende, ou seja, se dirige

> [...] além de si mesmo, para algo diferente de si mesmo, para alguma coisa ou alguém. Em outras palavras, o interesse preponderante do ser humano não é por quaisquer condições internas dele próprio, sejam elas prazer ou equilíbrio interior, mas ele é orientado para o mundo lá fora [...]. (FRANKL, 2016, p. 99).

O encontro verdadeiro com o outro é um modo de coexistência aberto ao sentido, que acontece pelo diálogo, proporcionando possibilidades de transcendência mútua. Constitui a própria realidade de ser humano, levando-se em conta que nenhum diálogo é estabelecido se faltar a "direção para um objeto de referência intencional" (FRANKL, 2016, p. 70).

Olga Vederese nos chama a atenção para o momento em que ocorre a relação de ajuda de parceiros que já vivenciaram os problemas que ela própria enfrentou, reconhecendo que a natureza humana autêntica comporta altruísmo, amizade e irmandade. Assim, os momentos de sofrimento podem despertar o encontro de sentido, a ponto de se perceber que, compartilhando as dores sofridas, se está ajudando as pessoas a sofrerem menos, pois a dor de um pode ser a do outro.

Negar o sofrimento é o mesmo que negar a própria vida. Ainda que seja compreendido como um aspecto "negativo" da existência humana, é possível se posicionar diante dessa circunstância e conceber ações que possam levar ao sentido da vida (AQUINO, 2013).

A afirmação de Frankl (2010) deixa claro que o encontro de sentido não se dá pelo sofrimento, embora seja possível encontrá-lo nas situações mais adversas, o que é chamado de otimismo trágico.

As estudantes expressaram a satisfação pelo curso de enfermagem, reconhecendo o papel da universidade pautado na tríade de ensino, pesquisa e extensão, embora isso se tornasse evidente apenas quando resolveram repensar seus modos de viver a graduação.

Os desenlaces da vida humana são marcados por sonhos, metas, realizações e potencialidades. Todo esse processo que nos leva a crescer é constante, único e irrepetível, deixando marcas (FRANKL, 2017).

Nessa perspectiva, Frankl (2016, p. 106-107) afirma:

> [...] nunca me canso de dizer que os únicos aspectos realmente transitórios da vida são as potencialidades; porém no momento em que são realizadas, elas se transformam em realidades. [...] é com orgulho e alegria que ele pode pensar em toda a riqueza contida nestas anotações, em toda a vida que ele já viveu em plenitude. [...] Em vez de possibilidades, realidades é o que tenho no meu passado, não apenas a realidade do trabalho realizado e do amor vivido, mas também a realidade dos sofrimentos suportados com bravura. (FRANKL, 2016, p. 106-107).

Ao olhar mais reflexivo, as estudantes de enfermagem expressam que desafios vividos são combustíveis a superar, avançar e evoluir na vida, para encontrar sentido e, consequentemente, amadurecer e aprender com os erros e acertos, encontrando, assim, a resiliência.

A resiliência constitui uma possibilidade positiva de resposta dos indivíduos frente aos obstáculos, trazendo, assim, uma expectativa esperançosa no campo da saúde e do desenvolvimento humano. Desse modo, ela se torna um desafio para os indivíduos que vivem condições psicossociais desfavoráveis (KOCHALA, 2014).

Por sua vez Frankl (2013) assegura que o homem, na sua resiliência, é capaz de sofrer e suportar, o que leva ao crescimento interior, pois ele escolhe renunciar, o que o leva a uma tomada de atitude de afrontar o destino, não se tornando refém da tragédia,.

A formação é processual, e as estudantes revelam que, a cada dia, vão aprendendo mais e mais. Ao longo do tempo, diante dos *loops* da vida, é possível ressignificar metas, percepções e objetivos, o que leva ao crescimento humano e ao potencial de resiliência, de acordo com experiências de enfrentamento na vida acadêmica.

Se estão num processo de aprendizagem, em crescimento, confirmam a visão frankliana sobre a educação, pois ela "deve procurar não só transmitir conhecimento, mas também aguçar a consciência, para que a pessoa receba uma percepção suficientemente apurada, que capte a exigência inerente a cada situação individual" (FRANKL, 2013, p. 70).

Assim, os achados deste estudo com estudantes de enfermagem revelaram sua autotransformação, pois elas adquiriram, em suas vivências o sentido para se tornarem responsáveis, considerando o assentamento de valores existenciais experienciados em situações adversas de enfrentamento, como um caminho para a decisão responsável (LIMA, 2020).

Nesse tocante, é possível constatar que elas encontraram sentido ao refletir sobre a tomada de decisões frente as situações difíceis ao longo da graduação que variavam de sentimentos de sofrimento e culpa decorrentes da distância da família e do desejo de desistir do curso.

Essa reflexão leva as estudantes de enfermagem a entenderem a forma como se posicionam frente às dificuldades, e, ao agirem, mostram quem realmente são. Frankl acredita que os acontecimentos do presente podem, no futuro, ser modelados ou modificados para melhor (FRANKL, 2013, p. 73).

Considerações finais

Ao final deste estudo, que intenta compreender o sentido de se tornar resiliente no contexto das vivências das estudantes de enfermagem, tendo como fundamentação teórica e filosófica a análise existencial de Viktor Emil Frankl, encontramos evidências de que se tornar resiliente não é um processo fácil, pois, ao longo da vida e (ou) na própria graduação, as estudantes de enfermagem vivem em busca de conhecimento como algo significativo na vida e também se voltam para o interesse na profissão para obter reconhecimento social.

Os desafios da vida acadêmica emergem pelo desestímulo diante de metodologias de ensino inadequadas, que necessitam de revisão, e pelo rigor por parte dos professores. As estudantes se referem ainda às incontáveis vezes em que sentem saudades dos familiares, diante da distância geográfica, além de medos, anseios e angústias como futuras profissionais, bem como os momentos de estresse diante da carga horária extensa, a autocobrança no momento do cuidado ou dinâmica do ensino e o adoecimento mental marcado por crises de ansiedades ao longo do curso.

O mais instigante, neste trabalho, foi perceber que as estudantes de enfermagem encontram sentido e força para superar tais adversidades, como diria Frankl "[...] quando a situação não puder ser transformada, transforme-se" (FRANKL, 2016, p. 121). É dessa forma que se descobre o sentido da resiliência em meio as várias circunstâncias da vida.

REFERÊNCIAS

AQUINO, T. A. A. Educação para o sentido da vida. **Revista Logos & Existência**: Revista da Associação Brasileira de Logoterapia e Análise Existencial, v. 1, n. 2, p. 160-172, 2012.

AQUINO, T. A. A. *et al.* Estilos de fé e sentido da vida. **Psicologia Argumento**, v. 31, n. 339, 2013.

BICUDO, M. A. V. **Pesquisa qualitativa segundo a visão fenomenológica**. – São Paulo: Cortez, p. 150, 2011.

BRASIL, Resolução CNE/CES nº 3 de 7 de novembro de 2001: **"Institui Diretrizes Curriculares Nacionais do Curso de Graduação em Enfermagem.** " Disponível em: http://portal.mec.gov.br/cne/arquivos/pdf/CES03.pdf. Acesso em: 25 abr. 2018.

BRASIL. Conselho Nacional de Saúde. Resolução nº 573 de 31 de janeiro de 2018. **"Recomendações do Conselho Nacional de Saúde à proposta de Diretrizes Curriculares Nacionais (DCN) do curso de graduação Bacharelado em Enfermagem."** Disponível em: http://www.in.gov.br/materia/-/asset_publisher/Kujrw0TZC2Mb/content/id/48743098/do1-2018-11-06-resolucao-n-573-de-31-de-janeiro-de-2018-48742847. Acesso em: 15 abr. 2019.

CARVALHO, M. D. B.; VALLE, E. M. R. A pesquisa fenomenológica e a enfermagem. **Acta Scientiarum**, Maringá, v. 24, n. 3, p. 843-847, 2002.

FRANKL, V. E. **Logoterapia e análise existencial**: textos de seis décadas/ Viktor Frankl; tradução Marcos Antônio Casanova. Rio de Janeiro: Forense Universitário, 2017. 336 p.

FRANKL, V. E. **O homem em busca de um sentido**. 4. ed. Lisboa: Lua de papel, 2016.

FRANKL, V. E. **A vontade de sentido**: fundamentos e aplicações da logoterapia. 1. ed. São Paulo: Paulus, 2013.

FREITAS, M. L. S. **Pedagogia do sentido** – Contribuições e Viktor Frankl para a educação/ Mariana Lemos Silveira Freitas. 2. ed. Ribeirão Preto: Instituto de Educação Viktor Frankl – IECVF, 2018.

GOMES, José Carlos Vitor. **Logoterapia**: a psicoterapia existencial humanística de Viktor Emil Frankl. São Paulo: Edições Loyola, 1987.

GOUVEIA, M. T. O.; *et al.* Qualidade de vida e bem-estar dos estudantes universitários de enfermagem: revisão integrativa. **Rev Enferm UFPI**. v. 6, n. 3, p. 72-8, 2017.

HYUN, M. S.; *et al.* Incivility experiences of nursing students in South Korea. **Nurs Ethics**, v. 25, n.s, p. 186-198, 2018.

KOCHLA, K. R. A. **O encontro do sentido**: uma luz para a trajetória resiliente das mães que vivenciaram o câncer. p. 105. (Tese) – UFPA, Curitiba, 2015.

LIMA, A. B. **Existencialismo frankliano na formação em enfermagem**: vivências sobre cuidado, a responsabilidade e o sentido da vida. Curitiba: CRV, 2020.

MARTINS, J.; BICUDO, M. A. V. **A pesquisa qualitativa em psicologia**: fundamentos e recursos básicos. 5. ed. São Paulo: Centauro, 2005.

MIGUEZ, E. M. **Educação em Viktor Frankl**: entre o vazio existencial e o sentido de vida. Curitiba: Brazil Publishing, 2019.

PINTOS, C. G. **A logoterapia em contos**. 2. ed. São Paulo: Paulus, 2007.

PIRES, A. P. Amostragem e pesquisa qualitativa: ensaio teórico e metodológico. *In*: POUPART J; *et al.* **A pesquisa qualitativa**: enfoques epistemológicos e metodológicos. Petrópolis (RJ): Vozes, 2008. p. 154-211.

SALATA, A. Ensino Superior no Brasil das últimas décadas: redução nas desigualdades de acesso? **Tempo Social**, v. 30, n. 2, p. 219-253, 2018.

SILVEIRA, D. R.; MAHFOUD, M. Contribuições de Viktor Emil Frankl ao conceito de resiliência. **Estud. Psicol.**, Campinas, v. 25, n. 4, p. 567-576, 2008.

UEFS, UNIVERSIDADE ESTADUAL DE FEIRA DE SANTANA. **Cursos**. Disponível em: http://www.uefs.br/modules/conteudo/conteudo.php?conteudo=16. Acesso em: 25 jun. 2018.

YANCEY, N. A. Betrayal in Teaching-Learning: A Sword in the Heart. **Nursing Science Quarterly**, v. 31, n. 1. p. 17-21, 2018.

CAPÍTULO 6

ASSISTÊNCIA DE ENFERMAGEM AO IDOSO EM CUIDADOS PALIATIVOS EM UNIDADE DE TERAPIA INTENSIVA: uma revisão integrativa

Laís Pinheiro de Brito
Natalí Nascimento Gonçalves Costa
Gisa Conceição Moreira Rios
Maria Lúcia Silva Servo
Celimar Souza Bitencourt

Introdução

Mudanças no padrão das doenças e na longevidade da população brasileira é fruto do acesso à melhores condições de saúde, educação e qualidade de vida. Conforme a idade avança, cresce a susceptibilidade às doenças crônicas, progressivas e degenerativas, que interferem na capacidade funcional, na dependência em graus variados e nas alterações das causas de morte. Na luz dessas mudanças é onde a interseção entre cuidados paliativos (CP) e a Unidade de Terapia Intensiva (UTI) devem ser compreendidas (FONSECA; MENDES JUNIOR; FONSECA, 2012).

A maior cronicidade de patologias tem se refletido no aumento nos últimos anos na idade média dos pacientes de UTI, ambientes que se destacam no cuidado de paciente com risco iminente de morte e de promoção do cuidado a base de procedimentos invasivos terapêuticos e diagnósticos (LIMA, 2012). O uso dessas vias invasivas deve ser comedido, buscando possibilidades e medidas alternativas para pessoas com doenças fora de possibilidade de cura, tendo em vista aspectos pessoais, físicos, espirituais, familiares (REALE, 2017).

A CP podem ser uma ferramenta útil para a atenção a esses pacientes, cujo estado de doença não é reversível, ou seja, os métodos curativos já não são eficazes, ampliando o arsenal terapêutico para além das tecnologias de cuidado tradicionais da UTI. Assim, pauta-se na melhora da qualidade de vida do paciente e de sua família, proporcionando alívio de dor e sofrimento; não prolongamento da vida com medidas não efetivas e invasivas; considerando a morte um processo natural sem, no entanto, acelerá-lo ou retardá-lo;

proporcionar o cuidado nos aspectos psicológicos, espirituais e emocionais do paciente e de sua família; e garantir a assistência multiprofissional ao doente e familiares inclusive no período do luto (WHO, 2014; MATSUMOTO, 2009).

Nesse sentido, o enfermeiro tem papel preponderante, uma vez que, é agente promotor de cuidado e atenção à saúde e qualidade de vida. As ações da enfermagem se constituem em um cuidar de modo holístico, com compromisso ético, revestido de atitudes de respeito, em especial quando se trata do cuidado de idosos. Nessa perspectiva, esse estudo tem objetivo identificar as ações realizadas pelos enfermeiros frente aos CP à pessoa idosa internada em UTI.

MétodoS

Trata-se de uma revisão integrativa da literatura, que reuniu, avaliou e sintetizou os resultados de estudos já publicados sobre o assunto de interesse. Para a condução desta revisão, foram seguidas as etapas: elaboração da pergunta de pesquisa, definição dos critérios de inclusão e exclusão, seleção e busca do material nas fontes de dados, categorização dos estudos, avaliação crítica dos estudos incluídos, análise e síntese dos resultados e apresentação da revisão (MENDES, 2008).

No primeiro momento foi delineada a pergunta de pesquisa: Quais as evidências científicas disponíveis na literatura sobre as intervenções de enfermagem frente ao cuidado ao idoso em paliação na UTI?

A coleta dos dados foi realizada entre abril e maio de 2021, nas bases de dados National Library of Medicine (PubMed), Science Direct Elsevier (ScienceDirect), Literatura Latino-Americana e do Caribe em Ciências da Saúde (LILACS) e Scientific Eletronic Library On-Line (SciELO). Durante a busca nas bases de dados utilizaram-se descritores no idioma português e inglês controlados, respectivamente, pela classificação dos Descritores em Ciências da Saúde (DeCS) e Medical Subject Headings (MeSH): Idoso/Aged; Cuidado de enfermagem/*Nursing Care*; Cuidado paliativo/ *Palliative Care*; Cuidados Paliativos na Terminalidade da Vida/ *Hospice Care*; Enfermagem de Cuidados Paliativos na Terminalidade da Vida/ *Hospice and Palliative Care Nursing*; Unidades de Terapia Intensiva/ *Intensive Care Units*. Com o operador booleano AND permitiu-se realizar combinações entre os descritores e construir a estratégia de busca em cada base de dados. A estratégia utilizada nas bases de dados não foi uniforme devido as suas particularidades e especificidades durante o processo de busca, conforme se observa na tabela 1.

Tabela 1 – Estratégia de busca nas bases de dados

Banco de Dados	Estratégia de Busca	Resultados
PubMed	"Nursing Care" and "Aged" and "Intensive Care Units" "Hospice and Palliative Care Nursing" and "Aged" "Hospice Care" or "Palliative Care" and "Intensive Care Units" and "Aged"	378 446 433
ScienceDirect	"Nursing Care" and "Aged" and "Intensive Care Units" and "Palliative Care" "Hospice and Palliative Care Nursing" and "Aged" "Hospice Care" or "Palliative Care" and "Intensive Care Units" and "Aged"	484 27 632
LILACS	"Aged" and "Intensive Care Units" "Hospice Care" or "Palliative Care" and "Aged" "Hospice Care" or "Palliative Care" and "Intensive Care Units"	1.255 389 86
SciELO	"Aged" and "Intensive Care Units" "Hospice Care" or "Palliative Care" and "Aged" "Hospice Care" or "Palliative Care" and "Intensive Care Units"	73 39 36
	TOTAL	4.278

Foram incluídos os artigos indexados nas referidas bases de dados publicados no ano de 2011 até abril de 2021, disponíveis para leitura, publicados nos idiomas português, inglês e espanhol, e que respondiam a pergunta norteadora para condução da pesquisa. Foram excluídos da amostra editoriais, cartas ao editor, teses, dissertações, revisões, capítulo de livro, artigos duplicados, documentos que não tivesse ênfase em UTI e CP na assistência de enfermagem ao idoso.

O percurso de identificação, seleção, elegibilidade e inclusão dos estudos pode ser visualizado no fluxograma da figura 1. Para análise dos dados, foi realizada, primeiramente, a leitura dos títulos dos artigos e sua conformidade com o objetivo desta pesquisa, posteriormente a leitura criteriosa dos resumos que contemplasse a pergunta norteadora e em seguida à leitura íntegra das publicações.

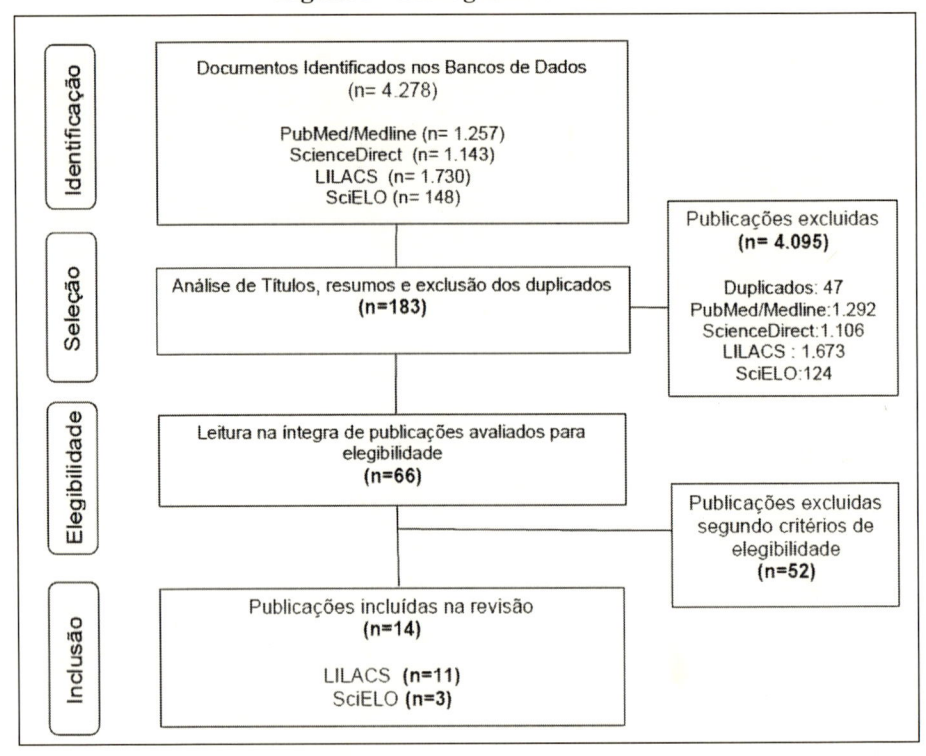

Figura 1 – Fluxograma do estudo

```
Identificação:
    Documentos Identificados nos Bancos de Dados
    (n= 4.278)
    PubMed/Medline (n= 1.257)
    ScienceDirect (n= 1.143)
    LILACS (n= 1.730)
    SciELO (n= 148)

Seleção:
    Análise de Títulos, resumos e exclusão dos duplicados
    (n=183)
    →  Publicações excluídas
       (n= 4.095)
       Duplicados: 47
       PubMed/Medline:1.292
       ScienceDirect:1.106
       LILACS : 1.673
       SciELO:124

Elegibilidade:
    Leitura na íntegra de publicações avaliados para elegibilidade
    (n=66)
    →  Publicações excluídas segundo critérios de elegibilidade
       (n=52)

Inclusão:
    Publicações incluídas na revisão
    (n=14)
    LILACS (n=11)
    SciELO (n=3)
```

Por fim, procedeu-se a exploração do material e interpretação dos resultados. Os trabalhos selecionados foram organizados em uma matriz construída no programa Microsoft Excel versão 2013 com as seguintes informações: título/referência/ano, abordagem metodológica, desfecho ou resultados principais e base de dados.

Conforme as normas vigentes, esta pesquisa não precisou de aprovação em Comitê de Ética, uma vez que os dados coletados são de domínio público.

Resultados

Um total de 14 referências foram incluídas nesta revisão, dos quais 11 (78,6%) foram encontrados na base de dados Lilacs e três na SciELO (21,4%). Todos os artigos são nacionais, cinco (35,7%) do ano de 2020, três (21,4%) de 2016 cada, dois (14,3%) de 2019 e 2013 e um (7,1%) de 2017 e 2021 cada. Quanto ao tipo de estudo, oito (57,1%) são estudos de abordagem qualitativa, cinco (35,7%) quantitativa e um (7,1%) estudo quanti-qualitativo. O quadro 1, a seguir refere-se aos artigos publicados em bases de dados.

Quadro 1 – Artigos publicados segundo título/referência/ano, abordagem metodológica, desfecho ou resultados principais e base de dados.

Título/Referência	Abordagem	Desfechos ou Resultados Principais	Base de Dado
Escala Palliative Care Screening Tool como instrumento para indicação de cuidados paliativos em idosos Santa Clara et al., 2020	Quantitativo	As doenças cardiovasculares corresponderam a 26,8%, das internações, seguida de neoplasias 20,2% e insuficiência renal 16,8% entre os idosos e que os aspectos relacionados a religiosidade e espiritualidade dos idosos não foram considerados.	Lilacs
Vivências de enfermeiros no cuidado às pessoas em processo de finitude Lopes et al., 2020	Qualitativo	Ausência de protocolos que definem e dão continuidade ao cuidado paliativo. O conforto como objetivo para aliviar a dor e sofrimento como principal método. Despreparo dos enfermeiros na graduação perante o processo de morrer.	Lilacs
Cuidado paliativo e enfermeiros de terapia intensiva: sentimentos que ficam Silveira et al., 2016	Qualitativo	As ideias centrais estão relacionadas aos sentimentos de conforto, frustração, insegurança e angústia, além do sentimento de que a formação e atuação profissional estão voltados para o curativo.	Lilacs
Diagnósticos de enfermagem em idosos hospitalizados à luz da teoria do conforto de Kolcaba Cardoso et al, 2020	Quantitativa	A mediana da idade dos idosos foi de 82 anos e 58,25% eram do sexo feminino. Foi identificada a frequência de 1140 DE distribuídos em 26 títulos e seis domínios da taxonomia NANDA-I. Dos 26 títulos de diagnósticos, 80,77% foram a dimensão do conforto físico, 11,54% conforto sociocultural, 3,58% conforto ambiental e 3,58% conforto psicoespiritual.	Lilacs
Estressores em familiares de pacientes internados na unidade de terapia intensiva Barth et al., 2016	Quantitativo	A principal causa de admissão na unidade de terapia intensiva foi clínica em 36 (52,2%) casos. Os principais fatores estressores foram a presença do estado de coma, o paciente não conseguir falar e o motivo da internação.	Lilacs
Conforto no final de vida na terapia intensiva: percepção da equipe multiprofissional Pires et al., 2020	Qualitativo	Emergiram três categorias: Aliviando a dor para promover conforto; Proporcionando conforto para alcançar paz, dignidade e respeito; A aproximação com entes queridos e fé como estratégia de conforto.	Lilacs
Princípios dos cuidados paliativos em terapia intensiva na perspectiva dos enfermeiros Cavalcanti et al., 2019	Quantitativo	Os princípios que se mostraram mais relevantes à prática assistencial dos enfermeiros entrevistados foram: aliviar a dor e outros sintomas associados; garantir a qualidade da vida e do morrer; priorizar sempre o melhor interesse do paciente e, respeitar a autonomia do doente e seus representantes legais.	Lilacs
A equipe da Unidade de Terapia Intensiva frente ao cuidado paliativo: discurso do sujeito coletivo Gulini et al., 2017	Qualitativo	Participaram do estudo 37 profissionais. As ideias centrais extraídas dos relatos: cuidado na fase terminal da vida sem medidas fúteis; cuidados de conforto; falta uniformizar a assistência e falta capacitação para a equipe.	Lilacs

continua...

continuação

Título/Referência	Abordagem	Desfechos ou Resultados Principais	Base de Dado
Percepção dos enfermeiros sobre cuidados paliativos e o manejo da dor na UTI Freitas e Pereira, 2013	Quanti-Qualitativa	Foram evidenciadas cinco categorias: o conceito de cuidados paliativos, os cuidados de enfermagem em cuidados paliativos na UTI, medidas para avaliar e controlar a dor, a falta de um consenso para cuidados paliativos e controle da dor e a integração da família na UTI.	Lilacs
Conforto no final de vida na terapia intensiva: percepção da equipe multiprofissional Pires et al., 2020	Qualitativo	Emergiram três categorias: Aliviando a dor para promover conforto; Proporcionando conforto para alcançar paz, dignidade e respeito; A aproximação com entes queridos e fé como estratégia de conforto.	Lilacs
Princípios dos cuidados paliativos em terapia intensiva na perspectiva dos enfermeiros Cavalcanti et al., 2019	Quantitativo	Os princípios que se mostraram mais relevantes à prática assistencial dos enfermeiros entrevistados foram: aliviar a dor e outros sintomas associados; garantir a qualidade da vida e do morrer; priorizar sempre o melhor interesse do paciente e, respeitar a autonomia do doente e seus representantes legais.	Lilacs
A equipe da Unidade de Terapia Intensiva frente ao cuidado paliativo: discurso do sujeito coletivo Gulini et al., 2017	Qualitativo	Participaram do estudo 37 profissionais. As ideias centrais extraídas dos relatos: cuidado na fase terminal da vida sem medidas fúteis; cuidados de conforto; falta uniformizar a assistência e falta capacitação para a equipe.	Lilacs
Percepção dos enfermeiros sobre cuidados paliativos e o manejo da dor na UTI Freitas e Pereira, 2013	Quanti-Qualitativa	Foram evidenciadas cinco categorias: o conceito de cuidados paliativos, os cuidados de enfermagem em cuidados paliativos na UTI, medidas para avaliar e controlar a dor, a falta de um consenso para cuidados paliativos e controle da dor e a integração da família na UTI.	Lilacs
Idosos em cuidados paliativos: a vivência da espiritualidade frente à terminalidade Santos et al, 2020	Qualitativa	Emergiram duas categorias, "A espiritualidade no idoso em cuidados paliativos" e "A percepção do idoso sobre a abordagem da espiritualidade pela equipe de saúde"	Lilacs
Representações sociais de conforto para familiares de pacientes em cuidados paliativos na terapia intensiva Perão et al., 2021	Qualitativo	Apontaram como ideias centrais, sentimentos positivos e negativos dos familiares, a comunicação e a interação com a equipe, a UTI como excelência e o cuidado paliativo como medida de conforto para o paciente e a família.	Lilacs
Concepções da equipe multiprofissional sobre a implementação dos cuidados paliativos na unidade de terapia intensiva Silva et al., 2013	Qualitativa	Os entrevistados referiram conhecer parcialmente a proposta dos cuidados paliativos e na prática assistencial observam-se divergências nas condutas terapêuticas da equipe, demonstrando falta de interação e de comunicação entre os profissionais.	SciELO

continua...

continuação

Título/Referência	Abordagem	Desfechos ou Resultados Principais	Base de Dado
Limitação de Suporte Avançado de Vida em pacientes admitidos em unidade de terapia intensiva com cuidados paliativos integrados Mazutti, Nascimento e Fumis, 2016	Quantitativo	Foram internados na unidade de terapia intensiva 3.487 pacientes, sendo 342 inseridos no programa de cuidados paliativos. Observou-se que, após entrada no programa de cuidados paliativos, demorou uma mediana de 2 (1-4) dias para o óbito na unidade de terapia intensiva e 4 (2-11) dias para óbito hospitalar.	SciELO
Cuidados paliativos e limitação de suporte de vida em terapia intensiva Pegoraro e Paganini, 2019	Qualitativo	Estabeleceu quatro temas, que permitiram investigar o conhecimento da equipe sobre eles e elaborar ações de cuidados paliativos a pacientes com limitação de suporte de vida em terapia intensiva.	SciELO

Discussão

As intervenções de enfermagem frente ao cuidado ao idoso em paliação na UTI mesmo não se revelando como assunto central em todas as publicações, foi possível apreender em alguns achados as percepções dos enfermeiros e da equipe multiprofissional, assim como, dos idosos e familiares, acerca dos cuidado paliativos e como estes se configuram na prática. É perceptível que a abordagem de CP no contexto da UTI e em se tratando do cuidado à pessoa idosa ainda é um universo novo e pouco explorado.

Através de alguns estudos, identificou-se a gravidade dos pacientes geriátricos atendidos na UTI, os fatores prognósticos associados a mortalidade durante a internação e a inserção nos programas de CP.

Santa Clara *et al.* (2019) em estudo identificou 594 prontuários de idosos internados em UTI, com média de idade de 75,2 anos, 268 (45,1%) foram internados em decorrência de descompensação das doenças de base, e 326 (55,9%) por razões não associadas às doenças de base. O câncer, sequelas de acidente vascular encefálico, insuficiência renal, demência, doença pulmonar obstrutiva crônica, cirrose e insuficiência cardíaca congestiva, foram as causas mais frequentes de paliatividade. As doenças cardiovasculares corresponderam a 26,8%, das internações, seguida de neoplasias 20,1% e insuficiência renal 16,8%.

Em referência a CP, por Mazutti, Nascimento e Fumis (2016) realizaram estudo com 3.487 pacientes internados em UTI, destes 342 (9,8%) foram inseridos no programa de CP. Os idosos apresentaram a maior incidência de internação na UTI e de inserção da paliação, sendo 1.233 (90,3%) internados e 131 (9,7%) paliados com idades entre 60-79 anos e, 574 (78,8%) internados e 154 (21,2%) paliados na faixa etária acima dos 80 anos. Identificaram que os pacientes inseridos no programa de cuidados paliativos apresentaram duração da internação na UTI mais prolongadas que aqueles que não tiveram essa condição. Foi observado que o tempo percorrido do momento inicial da inserção no programa dos cuidados paliativos até o óbito na UTI teve a mediana de 2 (1-4) dias.

À priorização da assistência por profissionais da saúde levando em consideração a gravidade e as possibilidades de cura dos outros pacientes foi relatado no estudo de Silva *et al.* (2013) realizado com 14 profissionais de saúde, que revelou por alguns dos entrevistados a falta de motivação quando cuidam do indivíduo na fase final da vida, ficando evidenciado que esses indivíduos eram sempre os últimos a serem atendidos pelos profissionais.

Por ser uma abordagem complexa e multidimensional, os CP priorizam uma equipe multiprofissional, porém a equipe de enfermagem foi a que mais se aproximou do cuidado holístico nos estudos. É necessário que o profissional adote uma postura reflexiva em relação às práticas de cuidado, de modo que visem à dignidade e totalidade do ser humano (SIQUEIRA, 2005; ANCP, 2012).

A definição de cuidado paliativo pelo olhar do profissional de saúde foi revelada no estudo de Pegoraro e Paganini (2019) em entrevista com 37 profissionais que compõem a equipe multidisciplinar de UTI. Por meio das falas emergiram as definições como alívio do sofrimento, oferecer morte digna, promover qualidade de vida, alívio da dor e conforto ao paciente. A análise apontou que todos os participantes concordavam que a oferta de cuidados paliativos e intensivos a pacientes em limitação de suporte de vida é benéfica, baseando-se principalmente no direito de todo ser humano de morrer sem sofrimento.

Da mesma forma, Gulini *et al.* (2017) em estudo com 37 profissionais, ao se referir sobre o entendimento sobre CP, 12 (30,77%) entrevistados entendem que é o cuidado na fase terminal da vida sem medidas fúteis e 27 (69,23%) entendem que é cuidado de conforto, ressaltando que dois entrevistados deram respostas com mais de uma ideia central.

CP é uma prática pautada em controle da dor e alívio de sofrimento além de proporcionar um cuidado humanizado e integral, considerando a ordem psicoespiritual, sociocultural e ambiental, não somente ao paciente, mas, também, à sua família (BEUKEN *et al.*, 2007). No entanto, estudos revelaram a ênfase nas medidas de conforto físico e a controvérsias quanto a preocupação com o binômio paciente e família.

Em estudo de Cardoso *et al.* (2020) com 103 registos clínicos de diagnósticos de enfermagem (DE) em idosos hospitalizados na UTI, dentre os 26 títulos de DE identificados nos registros clínicos, 21 (80,77%) foram categorizados como pertencentes a dimensão do conforto físico, 3 (11,54%) ao conforto sociocultural, 1 (3,85%) ao conforto ambiental e 1 (3,85%) ao conforto psicoespiritual. Os dados inferem a preocupação da enfermagem em diagnosticar e atender as necessidades dos idosos relacionadas com o conforto no contexto físico na UTI.

O conforto físico é considerado um aspecto fundamental no cuidado ao paciente em paliação, Pires *et al.* (2019) em estudo com 50 profissionais, constataram que a suspensão de procedimentos invasivos, exames e medicações são formas de evitar intervenções dolorosas em CP. Por outro lado, no mesmo estudo revelou-se a valorização à aproximação da família durante a fase terminal, permitindo a extensão da visita em tempo integral. A criação de vínculo como instrumento de proporcionar segurança para paciente/família e o apoio espiritual para o alívio do sofrimento foram algumas alternativas sugeridas na promoção de conforto na UTI. Ações como redução de fatores ambientais hostis, tornando-o mais humano como iluminar a sala com luz natural foram relatados.

Em contrapartida, resgatando o estudo de Silva *et al.* (2013), a assistência multiprofissional não foi estendida ao núcleo familiar do paciente como integrante da proposta dos cuidados paliativos. Evidenciaram a ênfase no direcionamento à esfera física do indivíduo, com medidas da mecanização, cuidados higiênicos e estético, em detrimento da assistência psicológica, espiritual e social.

O uso do Processo de Enfermagem com vistas à promoção do conforto e aliada a uma avaliação geriátrica ampla, possibilita ao enfermeiro identificar as respostas humanas e diagnosticar o desconforto. Para além do trabalho do enfermeiro é necessário envolvimento da equipe de saúde e dos familiares, principalmente, quando em situação de terminanlidade (MENDES *et al.*, 2016; SARAIVA *et al.*, 2017).

A internação em UTI gera alto grau de estresse e ansiedade familiar, Barth *et al.* (2016) revelaram em estudo com 69 familiares que os principais fatores estressores para os familiares foram a presença do estado de coma, o paciente não conseguir falar e o motivo da internação. Na mesma perspectiva, Perão *et al.* (2021) em estudo com 30 familiares de pacientes internados na UTI sob CP, apontou a comunicação com a equipe como fundamental na aplicabilidade do CP. O conforto, paz e tranquilidade passam a ser percebidos quando o familiar conhece os cuidados que estão sendo instituídos ao seu ente querido, facilitando uma maior adesão à terapia paliativa.

Para Chaves e Leão (2007) ao enfermeiro cabe a avaliação da dor, orientação e implementação da terapêutica e auxílio na avaliação da eficácia da terapêutica implementada, apoiando o indivíduo e a família durante todo o processo da doença. Para que todas essas ações sejam feitas de forma efetiva os enfermeiros necessitam desenvolver conhecimentos acerca dos sinais e sintomas mais prevalentes em idoso em CP e através dessa apropriação do conhecimento, poder avaliar, mensurar e realizar a tomada de decisão.

Freitas e Pereira (2013) em estudo com 8 enfermeiros de UTI de cuidados paliativos, identificaram uma tendência ao direcionamento dos cuidados de enfermagem mediante a procedimentos técnicos relacionados às questões de alívio do sofrimento físico, tais como de higiene, conforto, controle da dor e prevenção de complicações, como úlcera por pressão. Em relação às medidas para controle da dor, os enfermeiros encontram dificuldades em avaliar e controlar a dor dos pacientes, descreveram que o principal método utilizado na UTI é a medicação para analgesia. Poucos enfermeiros abordaram a questão da humanização do cuidado e do aspecto afetivo ao cuidar do paciente terminal. A falta de consenso em relação às condutas para pacientes em CP na UTI e a falta de autonomia pela enfermagem em decorrência da centralização do poder médico na prescrição e conduta foi evidenciado.

A equipe de enfermagem em sua prática assistencial tem se destacado como profissionais importantes em CP. Lopes *et al.* (2020), ao entrevistar 10 profissionais enfermeiros de UTI, perceberam as dificuldades encontradas no que diz respeito ao enfermeiro se reconhecer como membro relevante da equipe multiprofissional na implementação e continuidade dos CP. Observou-se a falta de comunicação entre a equipe e discussão pertinentes à conduta, que associado a falta de protocolos interferem na identificação dos procedimentos desnecessários e na implementação das ações paliativas necessárias.

Retomando o estudo de Gulini *et al.* (2017) quanto a percepção sobre o CP na UTI, a maioria, ou seja, 30 (81,08%) dos entrevistados percebem que falta uniformizar a assistência, melhorar a comunicação entre a equipe, e 7 (18,92%) percebem que falta capacitação para a equipe. Corrobora com Silveira et.al (2016) em estudo com 30 enfermeiros, que identificou que a falta de informação e comunicação entre equipe multiprofissional, causam insegurança e angústia na hora do CP na terapia intensiva, que apontam a supremacia do médico ao adotar a implementação do CP sem partilhar com a equipe, ficando o poder de decisão do CP centrado na equipe médica. Nota-se que somado ao déficit de conhecimento de alguns profissionais, a falta de disseminação da filosofia do CP e sua legislação comprometem a aceitação e prática da paliação.

Quanto a solicitação à prática da paliatividade pela equipe médica, o mesmo estudo de Silveira *et al.* (2016) verificou que foram feitas somente 102 (47%) solicitações, o que foi possível deduzir que 115 pacientes que tinham indicação não tiveram essa oportunidade, apenas 74 pacientes solicitados foram colocados em cuidados paliativos e 28 pareceres não respondidos devido óbito antes. Apesar do reconhecido papel da religiosidade e espiritualidade nos CP, esses aspectos dos idosos não foram considerados.

Conhecer as crenças do paciente e seus familiares é fundamental para que o profissional de saúde compreenda de forma mais profunda suas necessidades (BOUSO et al., 2011) uma vez que, sua identificação possibilita aos profissionais da saúde auxiliá-los a enfrentar o processo de enlutamento e luto. Então o enfermeiro enquanto gestor do cuidado tem papel determinante no cuidado e/ ou conforto espiritual através da abordagem de quaisquer dimensões (PUCHALSKI, 2008).

A atuação na promoção de suporte psicossocial e espiritual é uma das dimensões do cuidar da Enfermagem mas ainda pouco aplicada à prática da profissão. Esta dificuldade pode estar relacionada com sua forma atual, que é abstrata para os profissionais, sendo difícil identificar, diagnosticar, prescrever cuidados, executá-los e ainda avaliar seus resultados (CASTRO et al., 2016).

Santos et al. (2020) realizou estudo com 11 idosos em CP, a espiritualidade e religiosidade mostrou-se presentes no dia a dia dos pacientes idosos e se constituem em estratégias de enfrentamento dos desafios, desconfortos, sofrimentos e incertezas do processo de adoecimento. No entanto a partir da percepção do idoso sobre a abordagem da espiritualidade, expôs-se não favoráveis à abordagem da espiritualidade pela equipe de saúde, demonstrando preferência a pessoas mais próximas.

Dentre os princípios que se mostram mais relevantes à prática assistencial, Cavalcanti et al. (2018) em estudo realizado com 104 enfermeiros de UTI, destaca-se além do alívio da dor, a garantia da qualidade da vida e do morrer, priorizando o melhor interesse do paciente e respeitando a autonomia do doente e seus representantes legais, esses últimos relacionados com os princípios bioéticos que norteiam a profissão do enfermeiro.

> A Enfermagem mostrou exercer papel extremamente importante nos CP, elencando como as principais abordagens apontadas pela análise das respostas da equipe de enfermagem:
> oferecer carinho, dedicação, amor e respeito para que o paciente tenha descanso digno; promover conforto e bem-estar ao paciente; realizar cuidados de enfermagem, como higienização e hidratação corporal, higienização oral, troca de curativos, mudanças de decúbito, colocação de coxins, posicionamento no leito e massagens, mantendo a dignidade e qualidade de vida do enfermo; medicar conforme prescrição, evitando a dor; assegurar dieta adequada, auxiliando quando necessário, e comunicar intercorrências, como desconfortos; respeitar a privacidade e as vontades do paciente consciente; conversar e ajudar com suas crenças para que possa encontrar

paz; dizer palavras de conforto, fazer com que se sinta bem; manter boa ventilação, colocar oxigenoterapia, aspirar quando necessário; acolher a família, integrando-a aos cuidados, mostrando as intervenções realizadas no paciente, promovendo tranquilidade; evitar comentários desagradáveis, proporcionando ambiente acolhedor ao paciente e sua família; comunicar aos demais membros da equipe (médicos, nutricionistas, fisioterapeutas, sacerdotes) sobre as dificuldades e solicitações dos pacientes, quando necessário (PEGORARO; PAGANINI, 2019, p. 706).

Oferecer CP em enfermagem é participar ativamente e compartilhar momentos de amor e compaixão, oferecer cuidado holístico, atenção humanística, ensinar ao doente que uma morte tranquila e digna é seu direito, contribuir para que a sociedade perceba que é possível desassociar a morte e o morrer do medo e da dor (SKILBECK, 2005).

Conclusão

Os resultados deste estudo demonstraram a importância do trabalho do enfermeiro na assistência ao paciente em CP, principalmente, no que concerne ao controle de sintomas e alívio da dor e sofrimento, além da importância da comunicação com a família e paciente, por meio de uma relação empática e respeitosa, prezando o diálogo e as decisões da família, bem como o trabalho em equipe multidisciplinar, para que se alcance um cuidado mais integralizado, atentando para as especificidades do idoso e sua família, com a finalidade de promover uma melhor qualidade de vida, conforto e bem estar do paciente/família.

Por ser uma abordagem relativamente nova, e pela prevalência do modelo biomédico/biologicista nos ambientes hospitalares de alta complexidade como a UTI, foi possível vislumbrar que os enfermeiros ainda se sentem despreparados para lhe dar com o processo de terminalidade e isso pode contribuir para uma assistência fragmentada e pouco resolutiva. Para isso faz-se necessário investimento em componentes curriculares e pós-graduações sobre a temática, além de ações de educação permanente que proponham a reflexão da prática

Cabe ressaltar que o presente estudo apresenta limitações, pelo número limitado de produções científicas que abordem os CP em idosos internados em UTI, logo há necessidade de que se produzam outros estudos sobre essa perspectiva.

REFERÊNCIAS

ACADEMIA NACIONAL DE CUIDADOS PALIATIVOS (ANCP). **Critérios de Qualidade para os Cuidados Paliativos no Brasil**. Documento elaborado pela Academia Nacional de Cuidados Paliativos, Brasil, 2012.

BARTH, A. A. *et al*. Estressores em familiares de pacientes internados na unidade de terapia intensiva. **Rev Bras Ter Intensiva**, v. 28, n. 3, p. 323-329, 2016.

BEUKEN, V. D *et al*. High prevalence of pain in patients with cancer in a large populationbased study in The Netherlands. **Pain**. 2007, v. 132, p. 312-20.

BOUSO, R. S., *et al*. Poles, K., Serafim, T. S., Miranda, M. G. Crenças religiosas, doença e morte: perspectiva da família na experiência de doença. **Rev Esc Enferm USP**, v. 45, n. 2, p. 397-403, 2011.

CARDOSO, Rosane Barreto *et al*. Diagnósticos de enfermagem em idosos hospitalizados à luz da teoria do conforto de Kolcaba. **Rev. Enf. Ref**, n. 4, 2020.

CASTRO, Maria Cristina Freitas de *et al*. Subconjunto terminológico CIPE para pacientes em cuidados paliativos com feridas tumorais malignas. **Acta Paulista de Enfermagem**, v. 29, n. 3, p. 340-346, 2016.

CAVALCANTI, I. M. C. *et al*. Princípios dos cuidados paliativos em terapia intensiva na perspectiva dos enfermeiros. **Revista Cuidarte**, v. 10, n. 1, 2019.

CHAVES L. D.; LEÃO, E. R. **Dor**: 5º sinal vital: reflexões e intervenções de enfermagem. 2. ed. Curitiba: Maio, 2007.

FONSECA, A. C.; MENDES JUNIOR, W. V.; FONSECA, M. J. M. Cuidados paliativos para idosos na unidade de terapia intensiva: revisão sistemática. **Revista Brasileira de Terapia Intensiva**, v. 24, n. 2, p. 197-206, 2012

FREITAS, N. O; PEREIRA, M. V. G. Percepção dos enfermeiros sobre cuidados paliativos e o manejo da dor na UTI. **Mundo saúde** (Impr.), p. 450-457, 2013.

GULINI, J. E. H. M. B. *et al.* **Protocolo interdisciplinar para o controle da dor, dispneia e hipersecreção em pacientes sob cuidado paliativo na unidade de terapia intensiva**. 2016.

LIMA, *et al.* Cuidados paliativos em unidade de terapia intensiva: produção cientifica em periódicos brasileiros [Versão eletrônica]. *In*: IV SEMANA DE ENFERMAGEM DA FACULDADE DE CIÊNCIAS MÉDICAS DA PARAÍBA. João Pessoa,19-27, 2012. Anais [...]. João Pessoa, 2012.

LOPES, M. F. G. L. G. *et al.* Vivências de enfermeiros no cuidado às pessoas em processo de finitude. **Revista Ciência Plural**, v. 6, n. 2, p. 82-100, 2020.

MATSUMOTO DY. Cuidados Paliativos: Conceito, fundamentos e princípios. *In*: MARINS, N. **Manual de cuidados paliativos**. Academia de Cuidados Paliativos. 2009, Rio de Janeiro.

MAZUTTI, S. R. G.; NASCIMENTO, A. F.; FUMIS, R. R. L. Limitação de suporte avançado de vida em pacientes admitidos em unidade de terapia intensiva com cuidados paliativos integrados. **Revista Brasileira de Terapia Intensiva**, v. 28, n. 3, p. 294-300, 2016.

MENDES KDS, *et al.* Revisão integrativa: método de pesquisa para a incorporação de evidências na saúde e na enfermagem. **Texto contexto-enferm**, v. 17, n. 4, p. 758-764, 2008.

MENDES, R. S. *et al.* Teoria do conforto como subsídio para o cuidado clínico de enfermagem. **Ciênc Cuid Saúde**, v. 15, n. 2, p. 390-5, 2016.

PEGORARO, M. M. O; PAGANINI, M C. Cuidados paliativos e limitação de suporte de vida em terapia intensiva. **Revista Bioética**, v. 27, n. 4, 2019.

PERÃO, O. F. *et al.* Representações sociais de conforto para familiares de pacientes em cuidados paliativos na terapia intensiva. **Revista Gaúcha de Enfermagem**, v. 42, 2021.

PIRES, I. B. *et al.* Conforto no final de vida na terapia intensiva: percepção da equipe multiprofissional. **Acta Paulista de Enfermagem**, v. 33, 2020.

PUCHALSKI CM. Spirituality and the care of patients at theend-of-life: an essential component of care. **OMEGA**, v. 56, n. 1, p. 33-46, 2008.

REALE, M. J. O. U. **Representações sociais e práticas de profissionais de saúde acerca de cuidados paliativos.** Dissertação (Mestrado) – Instituto de Psicologia, Universidade Federal da Bahia, Salvador, p. 1-112, 2017.

SANTA CLARA, M. G. *et al.* Escala Palliative Care Screening Tool como instrumento para indicação de cuidados paliativos em idosos. **Rev. Bras. Geriatr. Gerontol**, v. 22, n. 5, p. e190143, 2019.

SANTOS, L. C. F. *et al.* Idosos em cuidados paliativos: a vivência da espiritualidade frente a terminalidade. **Revista Enfermagem UERJ**, v. 28, p. 49853, 2020.

SARAIVA, L. B *et al.* Avaliação geriátrica ampla e sua utilização no cuidado de enfermagem a pessoas idosas. **Journal of Health Sciences**, v. 19, n. 4, p. 262-267, 2017.

SILVA, C. F. *et al.* Concepções da equipe multiprofissional sobre a implementação dos cuidados paliativos na unidade de terapia intensiva. **Ciência & Saúde Coletiva**, v. 18, n. 9, p. 2597-2604, 2013.

SKILBECK JK. End of life care: a discursive analysis of specialists palliative care nursing. **Journal of Advanced Nursing**, v. 51, n. 4, p. 325-34, 2005.

SILVEIRA, N R *et al.* **Representações sociais de enfermeiros acerca dos cuidados paliativos na terapia intensiva.** 2016.

SIQUEIRA, J E. Reflexões éticas sobre o cuidar na terminalidade da vida. **Revista Bioética**, v. 13, n. 2, p. 37-50, 2005

WORLD HEALTH ORGANIZATION. **Palliative Care.** Cancer control: knowledgeinto action: WHO guide for effective programs. Module 05. Genève, 2014.

CAPÍTULO 7
DIRETRIZES PARA A CONGRUÊNCIA DO CUIDADO CULTURAL A PESSOAS IDOSAS EM UNIDADE DE TERAPIA INTENSIVA

Valdenir Almeida da Silva

Introdução

A exposição dos pacientes ao ambiente desconhecido da Unidade de Terapia Intensiva (UTI) os torna vulneráveis, levando-os à perda da autonomia, da liberdade para a tomada de decisões e à ruptura brusca dos sistemas cotidianos (RUIZ; GONZÁLEZ, 2003; MIRANDA, 2010). De acordo com Rico *et al.* (2002), a singularidade da hospitalização em UTI está no fato de ser esta uma experiência dura, difícil, traumática e com possibilidades de deixar sequelas.

O paciente em estado crítico e que necessita de cuidados intensivos submete-se a um conjunto de terapêuticas necessárias à manutenção da vida e à recuperação da saúde. Dentre tais medidas, pode-se destacar a sedação e a invasão das barreiras corporais com sondagens, cateterismos e outros procedimentos (MIRANDA, 2010). Na UTI, as pessoas idosas permanecem posicionadas no leito, em uso de monitorização multiparamétrica, afastadas do seu contexto habitual de vida e dos seus familiares. Em algumas UTIs, os familiares não acompanham as pessoas idosas e somente realizam visitas em horários programados. Isso pode gerar uma dificuldade maior de adaptação durante a hospitalização.

O cuidado de enfermagem na UTI caracteriza-se pela forte ênfase nas habilidades técnicas, na capacidade de raciocínio e ação rápidos, além do rígido controle da evolução clínica. Estes, entretanto, podem ser fatores que dificultam o estabelecimento da relação humanizada entre a equipe de cuidados e as pessoas idosas. Entende-se que a habilidade técnica e o conhecimento científico são necessários para a assistência adequada a pessoas em situação de doenças agudas, em estado grave e com risco iminente de morte. Entretanto, o profissional corre sério risco de habituar-se ao tecnicismo, chegando mesmo a perder a estranheza e a capacidade de crítica das próprias ações. Isso poderia dificultar a busca por formas de trabalho mais acolhedoras e com foco no bem-estar da pessoa hospitalizada.

O cuidado centrado nessas bases pode trazer algumas repercussões para pessoas idosas. Além dos efeitos psicológicos, como medo, ansiedade, isolamento e solidão, repercussões físicas também podem acontecer. Na perspectiva cultural, cuidar refere-se a "ações e atividades voltadas para o assistir, apoiar ou capacitar o indivíduo, com necessidades evidentes ou antecipadas para melhorar ou aperfeiçoar a forma de vida ou a condição humana" (WELCH, 2004, p. 571). Nesse ínterim, a Teoria da Diversidade e Universalidade do Cuidado Cultural (TDUCC) formulada pela enfermeira norte-americana Madeleine Leininger indica que aplicações adequadas do cuidado cultural podem ser úteis para tornar os cuidados de enfermagem uma atividade terapêutica e, assim, alcançar os pacientes mais difíceis. O cuidado humanizado ajuda no crescimento, conhecimento e no enfrentamento dos desafios no processo saúde-doença. Já o cuidado que seja culturalmente congruente é aquele que leva em consideração os aspectos culturais da pessoa cuidada, agregando mais valor à prática profissional (LEININGER, 1985).

A TDUCC tem como objetivo prestar cuidados coerentes com o contexto cultural, buscando as formas comuns que são importantes para o cuidado em cada grupo e as características que são universais. Nesse sentido, conforme Leininger (1985, 2008) os valores, as crenças e os modos de vida de cada pessoa ou grupo são tão importantes quanto o da pessoa que cuida.

Conforme a TDUCC, o cuidado tem formas próprias de expressão em cada grupo cultural e, ao mesmo tempo, possui características universais. Assim, para que o profissional alcance esse nível de compreensão para planejar o cuidado, é preciso entender a visão e a perspectiva da outra pessoa ou a sua visão interior (émic), seus conhecimentos e suas práticas em consonância com o conhecimento profissional (étic), ou a visão exterior. Em última instância, visa a adoção de decisões profissionais que sejam coerentes com os modos culturais, sendo encorajada a adoção da visão émic. Uma forma émic de coleta de dados conduz a uma visão de mundo própria de cada cultura (WELCH, 2004; GONZÁLEZ, 2006).

A relevância da aplicação da TDUCC está embasada na diversidade cultural existente no Brasil quando se considera as diversas regiões geográficas, climas e etnias presentes. Entretanto, dentro de uma mesma região podem existir diferenças culturais entre capital e interior; zona urbana e rural; centros e periferias; e entre as faixas etárias. Assim, surgem diferentes concepções e expectativas de cuidado, pois a cultura comporta em si grupos que mantêm determinados comportamentos afirmativos de um pertencimento social revelado coletivamente em contextos específicos, que não são individuais, conforme destacam Seima *et al.* (2011). Assim, além das diferenças culturais regionais existentes no Brasil; da necessidade de se cuidar da saúde de pessoas imigrantes; das diferenças dentro das próprias regiões; e das particularidades das pessoas idosas, vislumbra-se um cenário multicultural que tende a se repetir nos serviços de saúde. Nesse sentido, coaduna-se com os pressupostos da Teoria do Cuidado Cultural, uma vez que a diversidade e a universalidade precisam ser apreendidas para a prestação de um cuidado culturalmente congruente (LEININGER, 2008).

No que se refere à aplicação da TDUCC nos cuidados à pessoa idosa, Souza, Zagonel e Maftum (2007) destacam a necessidade de os enfermeiros conhecerem os valores e crenças desse público. Para tanto, envolve os passos descritos no quarto nível da TDUCC, a preservação/manutenção do cuidado com ações cuidativas centradas na pessoa idosa, no apoio, na ajuda e na instrumentalização da pessoa para o cuidado de si e a preservação da saúde. Envolve também a acomodação/negociação cultural do cuidado, com vistas a ajustar os cuidados necessários à manutenção ou reestabelecimento da saúde, além da repadronização/reestruturação do cuidado, que pressupõe ações de ajuda à pessoa idosa no processo de modificação de padrões de vida, em busca de padrões de saúde que sejam mais saudáveis. Conforme Leininger (1985, 2008), a falta de conhecimento a respeito da cultura das pessoas atendidas pelos serviços de saúde, em qualquer nível, traduzido pela incapacidade de enxergá-las em um contexto ambiental, resultam em perda de qualidade no cuidado.

Pretende-se, a partir desta pesquisa, mobilizar ações que conduzam à singularização dos cuidados prestados às pessoas idosas nas UTIs. Tal cuidado precisa estar assentado no conhecimento fisiológico acerca do envelhecimento; nos efeitos do ambiente da terapia intensiva; na consideração das histórias, cultura e perspectivas de vida de cada pessoa idosa. Assim, abre-se um espaço para atitudes que valorizem todas as pessoas em seu curso de vida e para que estas tenham garantido o seu direito à dignidade, ao tempo em que se afirma a utilidade e benefícios dos leitos de terapia intensiva para os idosos. Diante disto, este capítulo tem como objetivo propor diretrizes para a congruência do cuidado cultural a pessoas idosas em Unidade de Terapia Intensiva.

Materiais e métodos

Trata-se de uma pesquisa qualitativa que foram realizadas com quatorze pessoas idosas que foram hospitalizadas em UTI de um hospital público de ensino, pertencente ao Sistema Único de Saúde, localizado em Salvador – Bahia, Brasil.

Foram incluídos no estudo idosos que tinham mais de sessenta anos e que foram hospitalizados em terapia intensiva por um período mínimo de 72 horas. A escolha do tempo mínimo é justificada pelo maior prejuízo à capacidade funcional, ao aumento da dependência após a alta, à maior ocorrência de transtorno de humor e à sonolência durante o dia após 72 horas na UTI (VESZL *et al.*, 2013). Ademais, outros critérios de inclusão foram estabelecidos, a saber: hospitalização de janeiro de 2013 a maio de 2015 e apresentar condições cognitivas de participar do estudo verificado mediante a aplicação do Mini Exame do Estado Mental (MEEM). Considerou-se no MEEM, como ponto de corte para inclusão, 18 pontos para pessoas sem escolaridade e 26, para pessoas com escolaridade superior a oito anos (BRASIL, 2006). Adotou-se como critério de exclusão morar fora do município de Salvador – Bahia, Brasil.

Os dados foram coletados entre os meses de janeiro a maio de 2015, por meio de entrevista semiestruturada. As entrevistas foram gravadas em um aparelho gravador de áudio digital, após a autorização dos participantes. O instrumento de coleta foi composto por questões organizadas em dois eixos condutores: conte o que se lembra da sua hospitalização na Unidade de Terapia Intensiva; e conte sobre a experiência de ter sido hospitalizado em uma Unidade de Terapia Intensiva.

Para as hospitalizações referentes aos anos de 2013 e 2014, coletaram-se os dados no domicílio ou em local escolhido pelos participantes, mediante a seguinte estratégia: 1) Identificação dos nomes das pessoas idosas no livro de registro dos internamentos na UTI; 2) Identificação dos prontuários, dos números de telefones para contato e endereços dos possíveis participantes, residentes no município de Salvador – Bahia; 3) Em seguida, foram realizados contatos telefônicos, sendo fornecidas explicações sobre a pesquisa e solicitada permissão para a ida até o domicílio dos participantes; 4) No primeiro contato presencial, foram retomadas as explicações sobre a pesquisa, realizado o convite para a participação do estudo e solicitada a assinatura do Termo de Consentimento Livre e Esclarecido. Logo após, foi aplicado o MEEM e realizada a entrevista. Para as hospitalizações ocorridas no ano de 2015, realizaram-se as entrevistas no próprio hospital, após a alta da terapia intensiva.

O *corpus* formado pelas quatorze entrevistas realizadas foi analisado por meio do software para análise de dados textuais, ALCESTE (*Analyse Lexicale par Contexte d'un Ensemble de Segments de Texte*), desenvolvido por Max Reinert, em 1998. A utilização do *software* ALCESTE possui como vantagem, com relação a outras técnicas de análise, a apresentação de resultados que fornecem uma visão geral de um corpus volumoso dentro de um espaço curto de tempo. O material proveniente das entrevistas foi organizado em arquivo único do Word e preparado conforme as regras específicas para organização de banco de dados a serem analisados pelo ALCESTE (AZEVEDO; COSTA; MIRANDA, 2013).

Trata-se de resultados de uma tese de doutoramento, cujo título é "Memórias de pessoas idosas sobre a hospitalização em Unidade de Terapia Intensiva." A partir da análise, chegou-se à proposição das diretrizes para a congruência do cuidado cultural a pessoas idosas em Unidade de Terapia Intensiva, elaboradas com base na Teoria da Diversidade e Universalidade do Cuidado Cultural, de Madeleine Leininger (1985, 2008).

O projeto foi aprovado por um Comitê de Ética em Pesquisa, mediante Parecer nº 841.527/2014 e do Certificado de Apresentação para Apreciação Ética (CAAE) nº 37638114.2.0000.5531.

Resultados e discussão

Os resultados obtidos na pesquisa levaram ao conhecimento de aspectos da cultura do grupo estudado. Esses aspectos levam ao entendimento do que precisa ser considerado pelos profissionais da enfermagem que atuam na terapia intensiva, a fim de melhor qualificar os serviços prestados às pessoas idosas. Na mesma direção dos resultados obtidos, buscou-se apoio na literatura sobre a Teoria do Cuidado Cultural de Madeleine Leininger (1985, 2008) e sobre os cuidados às pessoas idosas para apoiar as diretrizes sugeridas. Parte-se do entendimento de diretriz como sendo uma orientação, guia ou rumo (FERNANDES; LUFT; GUIMARÃES, 1996), e sugere-se a adoção de cuidados que vão ao encontro da pessoa idosa como detentora de uma história de vida e cultura que precisam ser considerados. Esses cuidados perpassam toda a hospitalização na UTI, desde a admissão, permanência, até a alta.

Em projeto baseado em histórias de vida de pessoas idosas atendidas em um centro dia da Espanha, foram feitas proposições de intervenções a partir da identificação de gostos ou preferências dos participantes da pesquisa (MIRAMÓN, 2012). O trabalho referido mostrou que é possível adequar os cuidados às necessidades identificadas.

Não se pretende propor planos de cuidados de acordo com a Sistematização da Assistência de Enfermagem por se entender que estes consideram todos os aspectos relacionados aos cuidados e ao tratamento das pessoas idosas, sem se ater somente nos aspectos culturais. Nessa direção, pretende-se que as diretrizes propostas, elaboradas com base nos resultados da pesquisa, na Teoria do Cuidado Cultural e na literatura sobre o cuidado às pessoas idosas em terapia intensiva, subsidiem os enfermeiros na elaboração dos planos de cuidado diários.

No Quadro 01, a seguir, apresentam-se as diretrizes propostas para o alcance da congruência do cuidado cultural às pessoas idosas em Unidade de Terapia Intensiva. Para a sua elaboração, apoiou-se nos resultados da pesquisa, sendo sumarizados aqueles considerados como fundamentais para a congruência do cuidado cultural. Diante disso, elaboraram-se diretrizes para orientar o acolhimento das pessoas idosas na UTI, no momento da admissão e quando do estabelecimento do contato inicial. Para a avaliação, propuseram-se diretrizes considerando-se que esta é indispensável à busca de informações sobre a pessoa idosa, sua história, seus hábitos, suas crenças, suas expectativas e seu conhecimento a respeito da hospitalização e sobre a UTI, além de nortear o exame físico.

Sobre a alimentação, elaboraram-se propostas que visam identificar as preferências, as crenças e os hábitos alimentares dos idosos, as restrições e os ajustes necessários. Com relação à integração ambiental e ao conforto, propõem-se diretrizes que visam facilitar a adaptação ao ambiente e reduzir os eventuais impactos negativos da UTI sobre os idosos. Também são propostas ações para a manutenção da privacidade, identificação, respeito e valorização da religião.

Por fim, propõem-se diretrizes prioritariamente para a acomodação / negociação do cuidado cultural, por se entender que na terapia intensiva a pessoa hospitalizada se encontra em situação de maior dependência da equipe. No entanto, no decorrer da hospitalização, à medida que se obtêm informações a respeito da cultura da pessoa idosa relacionada ao autocuidado, pode-se propor ações que visem a preservação / manutenção ou a reestruturação / remodelação do cuidado cultural, conforme recomenda a Teoria de Leininger (LEININGER, 1985, 2008).

Quadro 1 – Diretrizes propostas para a congruência do cuidado cultural às pessoas idosas hospitalizadas em Unidade de Terapia Intensiva. Salvador, Bahia, Brasil. 2016

DIRETRIZES	JUSTIFICATIVAS
Acolhimento	
• Ao admitir a pessoa idosa na UTI, chamá-lo pelo nome. • Explicar onde se encontra e os motivos da admissão. • Explicar a necessidade de monitorização e o uso de dispositivos, de acordo com as características da UTI. • Criar uma atmosfera de acolhimento que permita a livre troca de informações entre os profissionais e os idosos.	O acolhimento com o fornecimento de informações sobre a unidade e um comportamento empático leva à satisfação dos pacientes, redução de ansiedade e à formação de uma visão positiva sobre a hospitalização (SILVA; CONTRIN, 2007); e à manutenção da dignidade e do respeito pelo outro (SILVA, 2001; BRASIL, 2004; ONU, 2007; GÓMEZ-CARRETERO; MONSALVE; SORIANO, 2007). A dependência da tecnologia pela enfermagem para o cuidado leva a um distanciamento interpessoal e a uma menor satisfação dos pacientes (WELCH, 2004; LEININGER, 1985, 2008).

continua...

continuação

DIRETRIZES	JUSTIFICATIVAS
Avaliação[1]	
• Dirigir-se sempre à pessoa pelo seu nome. • Utilizar-se de uma abordagem individual, centrada na pessoa. • Considerar a pessoa idosa como participante no controle e no tratamento de saúde. • Explicar a razão da entrevista e dar um breve esboço do que será seguido. • Enfatizar a capacidade funcional da pessoa idosa e não as incapacidades. • Proporcionar um ambiente adequadamente iluminado, sem luz direta sobre os olhos da pessoa idosa. • Certificar-se de o paciente esteja enxergando e ouvindo bem. • Na presença de baixa acuidade auditiva: falar diretamente à pessoa, em tom claro e baixo, com velocidade moderada; e ao lado da audição preservada, caso haja diferença. • Certificar-se de que o idoso esteja utilizando aparelho auditivo e que esteja em boas condições de funcionamento. • Encarar a pessoa idosa ao falar, sem ocultar a boca. • Articular as palavras com cuidado. • Repetir a pergunta, caso seja necessário. • Reduzir barulhos provenientes do ambiente. • Ser paciente, descontraído e não apressado. • Dar tempo suficiente para a pessoa idosa responder às perguntas possibilitando o ordenamento do pensamento antes de responder. • Complementar a busca por informações com familiares, amigos, cuidadores ou outras pessoas significativas. • Atentar-se para a linguagem corporal própria e da pessoa idosa, para facilitar a coleta de informações e melhorar a empatia. **Identificar:** • Etnia referida, sexo, estado civil, grau de educação, ocupação, renda mensal. • Atividades realizadas em um dia típico. • Atividades de recreação e lazer. • Pessoas significativas, características da família e do ambiente doméstico. **Solicitar que a pessoa idosa conte:** • A queixa principal e a razão para o internamento. • Estado de saúde anterior à hospitalização. • Presença de doenças crônicas não transmissíveis e as respectivas formas de controle utilizadas.	O propósito da avaliação é "identificar os aspectos positivos e as limitações da pessoa, de modo que possam ser realizadas intervenções efetivas e apropriadas visando a promover o funcionamento mais satisfatório e a prevenir a incapacitação e a dependência" (LUECKENOTTE, 2002, p. 2). De acordo com a Teoria do Cuidado Cultural, a busca por conhecimentos visa identificar a visão de mundo e as dimensões da estrutura social e cultural, que correspondem aos fatores estruturais e organizacionais de uma determinada cultura e que são capazes de entender o comportamento das pessoas (WELCH, 2004; LEININGER, 1985, 2008). As experiências e histórias devem ser levadas em consideração. Assim como as histórias de vida são individuais, as experiências também são. Essa realidade torna cada pessoa única e justifica a necessidade de individualização dos cuidados.

continua...

---

1   Para este item, buscaram-se diretrizes complementares em: LUECKENOTTE, A. G. **Avaliação em Gerontologia**. 3. ed. Rio de Janeiro: Reichmann & Affonso Ed., 2002.

continuação

DIRETRIZES	JUSTIFICATIVAS
• Crenças e expectativas relacionadas à doença e à hospitalização. • Recursos utilizados para o suporte à saúde. • Práticas populares de cuidados à saúde. • Questionar sobre as expectativas da pessoa idosa após a alta hospitalar. • Questionar sobre a presença de medos quanto à hospitalização na UTI e incentivar a sua expressão. • Identificar mudanças no comportamento dos idosos, que possam ser indicativas de alterações cognitivas. • Levar em consideração as experiências e histórias de vida de cada pessoa para que possa ser preservada a individualidade na prestação do cuidado. • Distinguir entre os achados normais relacionados com o processo de envelhecimento, e aqueles que sejam provenientes do adoecimento e de incapacidades. • Complementar a avaliação com a realização do exame físico direcionado às pessoas idosas.	É importante que o profissional tenha conhecimento sobre a geriatria e gerontologia. Esses conhecimentos favorecem a distinção entre os achados que são próprios do envelhecimento, daqueles que possam ser decorrentes do adoecimento e dos fatores ambientais. Existem diferenças entre os idosos, tal como são diferentes as idades. Assim, é importante conhecer as características do envelhecimento para, pelo menos, cada década, a partir dos 60 anos. Dessa forma, deve-se levar em consideração a heterogeneidade entre os idosos, ao invés de considerar todos como iguais e pertencentes a um grupo homogêneo (LUECKENOTTE, 2002).
Alimentação	
• Identificar preferências alimentares. • Solicitar a descrição da alimentação típica em 24 horas. • Identificar ganho e perdas de peso recentes. • Identificar problemas que afetam a ingestão de alimentos. • Promover uma higienização oral adequada, no intuito de remover resíduos e sabores desagradáveis, manter o conforto e favorecer a aceitação da dieta por via oral, com melhoria no paladar. • Explicar sobre necessidades eventuais de jejum ou de impossibilidade de ingesta por via oral, e o uso de vias alternativas para a alimentação e hidratação.	A alimentação é a primeira aprendizagem social do ser humano, permeia todo o curso da vida, é resultado da cultura e tem íntima relação com os sentidos (GARINE, 1987; DA MATTA, 1987; ACKERMAN, 1992; Ornellas, 2008; Contreras; Garcia, 2011; TAVEIRA; MEDEIROS, 2015). É importante fazer um ajuste entre os hábitos alimentares das pessoas idosas e a alimentação no hospital a fim de melhorar a aceitação, estado nutricional e favorecer a homeostase (POTTER; PERRY, 2005; Cruz, 2010; Demário; Souza; Salles, 2010; Lima et al., 2014; PASSOS et al., 2014).
Integração ambiental e conforto[2]	
• Promover a integração da pessoa idosa com o ambiente da UTI. • Atuar sobre o ambiente tornando-o mais agradável, confortável, acolhedor e menos hostil às pessoas idosas. • Recomenda-se que o ambiente esteja livre de odores, limpo, organizado, sem utensílios como aparadeiras e papagaios à vista. • Não permitir a presença de fios sob o paciente. • Retirar fios e dispositivos que não estejam em uso. • Manter coberturas de curativos e fixações de cateteres em um nível seguro, porém sem apertar excessivamente.	O conforto, incluindo a dimensão ambiental, é uma meta central e um imperativo moral do cuidado de enfermagem (MUSSI, 2005; NIGHTINGALE, 2010; Ponte et al., 2012; PONTE et al., 2014).

continua...

---

2 Para este item, buscaram-se diretrizes complementares em: LUECKENOTTE, A. G. **Avaliação em Gerontologia**. 3. ed. Rio de Janeiro: Reichmann & Affonso Ed., 2002.

continuação

DIRETRIZES	JUSTIFICATIVAS
• Promover a analgesia antes da realização de procedimentos, como o banho e curativos. • Tornar o banho no leito mais confortável para o paciente, evitando o excesso de manipulação, a exposição da privacidade e dor. • Adequar a temperatura da água do banho aos hábitos da pessoa idosa. • Não permitir que a realização de procedimentos invasivos, de higiene corporal, banho no leito, atendimento em parada cardiorrespiratória, a morte e o preparo do corpo pós-morte seja visualizada por outros pacientes. • Colaborar para a manutenção da consciência pessoa idosa, por meio de comunicação frequente, da utilização de instrumentos para a avaliação de déficits cognitivos agudos, utilização de contenção mecânica apenas nos casos estritamente necessário e facilitar a presença da família. • Identificar barreiras individuais que possam dificultar a percepção do ambiente, a integração, a comunicação e o entendimento das informações, como a baixas acuidades visual e auditiva e falta de compreensão do idioma. • Possibilitar o uso de aparelhos auditivos e óculos, além de certificar-se que estejam em boas condições de uso e são utilizados adequadamente. • Manter ruídos e distrações em um nível mínimo, como televisão, rádio, volumes de alarmes e conversas. • Manter a temperatura em um nível confortável. • Manter a iluminação difusa, evitando-se iluminação direcionada. • Evitar superfícies polidas e brilhantes, como paredes, pisos, tetos ou mobiliários. • Atentar-se para a expressão de medos, ansiedade, aborrecimentos que podem ser indicativos do estado emocional da pessoa idosa.	Estresse emocional intenso, como no período pós-operatório, a mudança de ambiente e a hospitalização; deficiências sensoriais ou perceptivas, como ruídos intensos ou alterações no funcionamento dos sentidos; exposição a um ambiente estranho e sem significado para o idoso; imobilização física ou química; privação do sono; ausência de referências quanto ao tempo e ao espaço, podem desencadear o *delirium* (LUECKENOTTE, 2002; TANAKA *et al.*, 2015; BARROS *et al.*, 2015; RIEGEL *et al.*, 2015; FAUSTINO, 2015).
Privacidade	
• Preservar a privacidade das pessoas idosas e de todos os pacientes na UTI. • Reportar-se sempre à pessoa idosa solicitando-lhe autorização diante da necessidade da realização de procedimentos em que seja necessária a exposição da privacidade. • Utilizar recursos disponíveis na unidade, como biombos, cortinas, lençóis, compressas e fechar portas para garantir a privacidade das pessoas idosas.	A preservação da privacidade é uma manifestação de respeito à dignidade e aos valores da outra pessoa (PUMPULIM; SAWADA, 2010; SOARES; DALL'ANGOL, 2011; PUMPULIM; SAWADA, 2012; CIE, 2012; Fonseca; Penaforte; Martins; 2015).

continua...

continuação

DIRETRIZES	JUSTIFICATIVAS
Religião	
• Questionar sobre a existência de preferência religiosa ou prática espiritual. • Identificar a existência de objetos religiosos significativos. • Identificar pessoas significativas dentro da crença religiosa ou prática espiritual.	Os valores e crenças permitem a conservação da identidade, mantendo interação constante com os semelhantes. Quando se considera as crenças religiosas, mantem-se também a interação com o Ser Supremo. As crenças e os valores ajudam na manutenção do equilíbrio consigo mesmo e com os outros; a identidade pessoal e a individualidade; auxilia no enfrentamento da doença e da cura (BERGER, 1995; PONTE et al., 2012; ROCHA; CIOSAK, 2014; LEININGER, 1985, 2008).
Acomodação / negociação do cuidado	
Uma vez identificados os cuidados necessários com base nas informações provenientes do conhecimento émico e da cultura da pessoa idosa, discutir o plano de cuidados para fazer os ajustes necessários.	A participação da pessoa idosa no cuidado ajuda a reter, preservar valores relevantes para o cuidado, contribuindo para a manutenção do bem-estar, recuperação da doença, no enfrentamento de deficiências ou da morte (BOEHS, 2002; WELCH, 2004; LEININGER, 1985, 2008; SEIMA et al., 2011; BETIOLLI et al., 2013; LEAL; BALLÉN, 2014).

Fonte: Elaborado a partir dos resultados da pesquisa Memórias de pessoas idosas sobre a hospitalização em Unidade de Terapia Intensiva.

Considerações finais

Partindo-se dos resultados obtidos, foram feitas considerações sobre aspectos da visão de mundo das pessoas idosas. Também foram identificados fatores relacionados à estrutura social e cultural que influenciam a visão de mundo destes e ao mesmo tempo, são influenciadas, em um contexto ambiental específico.

Diante da interpretação das memórias identificadas, destaca-se como fundamental o papel da enfermagem no cuidado às pessoas idosas hospitalizadas em Unidade de Terapia Intensiva. Conforme a Teoria do Cuidado Cultural, as ações e atitudes de cuidado da enfermagem devem ir ao encontro da cultura da pessoa cuidada, visando a adequação entre o esperado pelos pacientes e as possibilidades de ajustes. Assim, os cuidados da enfermagem perpassam desde a admissão, permanência e alta da UTI.

As atenções devem estar voltadas para um agir comunicativo por meio da busca de informações sobre a pessoa idosa e da orientação clara, efetiva e honesta a respeito dos aspectos que envolvam o ambiente da terapia intensiva, a doença, os cuidados e os procedimentos realizados. Esforços devem ser envidados para manter a autonomia, a dignidade e o respeito à pessoa idosa.

REFERÊNCIAS

ACKERMAN, D. **Uma história natural dos sentidos**. Rio de Janeiro: Bertrand Brasil, 1992.

AZEVEDO, D. M.; COSTA, R. K. S.; MIRANDA, F. A. N. Uso do ALCESTE na análise de dados qualitativos: contribuições na pesquisa em enfermagem. **Rev enferm UFPE on line**. n. 7 (esp). 2013. p. 5015-22.

BARROS, M. A. A. *et al*. Delirium em idosos em unidades de terapia intensiva: revisão integrativa da literatura. **J. res.**: fundam. care. v. 7, n. 3. 2015. p. 2738-2748.

BERGER, L. Agir de acordo com as crenças e valores. *In*: BERGER, L.; MAILLOUX-POIRIER, D. **Pessoas idosas**: uma abordagem global. Lisboa: Lusodidacta, 1995.

Betiolli, S. E. *et al*. Decisões e ações de cuidados em enfermagem alicerçadas em Madeleine Leininger. **Cogitare Enferm**. v. 18, n. 4. 2013.p. 775-81.

BOEHS, A. E. Análise dos conceitos de negociação/acomodação da Teoria de M. Leininger. **Rev Latino-am Enfermagem**. v. 10, n. 1. 2002. p. 90-96.

Brasil. Ministério da Saúde. Núcleo Técnico da Política Nacional de Humanização. **HumanizaSUS**: acolhimento com avaliação e classificação de risco: um paradigma ético-estético no fazer em saúde. Brasília: Ministério da Saúde, 2004.

Brasil. Envelhecimento e saúde da pessoa idosa. **Cadernos de Atenção Básica nº 19**. Brasília: Ministério da Saúde, 2006.

CIE. Conselho Internacional de Enfermeiras(os). Código de ética do CIE para enfermeiras(os). **Rev Bras. Enf.**, 2012.

CONTRERAS, J.; GARCIA, M. **Alimentação, sociedade e cultura**. Rio de Janeiro: FIOCRUZ, 2011.

CRUZ, J. C. Tradición y cultura en la alimentación de las personas mayores. *In*: Ríos, Manuel Serrano; RAL, P. C.; NOMDEDEU; C. L.; CASADO, J.

M. R.; GALLEGO, A. S. **Guía de alimentación para personas mayores**. Madrid: Ergon, 2010. Cap. 5.

DA MATTA, R. La cultura de la mesa en Brasil. **El Correo**. El hombre y lo que come. Alimentación y cultura. UNESCO. Año XL; Mayo;1987.

DEMÁRIO, R. L.; SOUSA, A. A.; SALLES, R. K. Comida de hospital: percepções de pacientes em um hospital público com proposta de atendimento humanizado. **Ciência & Saúde Coletiva**. n. 15, supl.1. 2010. p. 1275-1282.

FAUSTINO, T. N. **Prevenção e monitorização do delirium no idoso crítico**: realização de uma intervenção educativa com a enfermagem. Dissertação (Mestrado em Enfermagem) – Universidade Federal da Bahia, Salvador. 2015.

FERNANDES, F.; LUFT, C. P.; GUIMARÃES, F. M. **Dicionário brasileiro Globo**. São Paulo: Globo, 1996.

FONSECA, E. F.; PENAFORTE, M. H. O.; MARTINS, M. M. F. P. Cuidados de higiene – banho: significados e perspetivas dos enfermeiros. **Revista de Enfermagem Referência**. Série IV, n. 5. 2015. p. 37-45.

GARINE, I. Alimentación, Cultura y sociedad. **El Correo**. El hombre y lo que come. Alimentación y cultura. UNESCO. Año XL; Mayo;1987.

GÓMEZ-CARRETERO, P; MONSALVE, J. F. V; SORIANO, Y. J. A. Alteraciones emocionales y necesidades psicológicas de pacientes en una Unidad de Cuidados Intensivos. **Med Intensiva**. v. 31, n. 6. 2007. p. 318-25.

GONZÁLEZ, D. L. Buscando un modelo de cuidados de enfermería para un entorno multicultural. **Gazeta de Antropología**. n. 22, artículo 32. 2006.

LEAL, L. M. R.; BALLÉN, M. N. R. La débil apropiación de la competencia cultural en el cuidado al adulto mayor se expresa en las evidencias científicas. **Cultura de los Cuidados**. 1er Cuatrimestre. a. XVIII, n. 38. 2014. p. 128-138.

LEININGER, M. Teoria do cuidado transcultural: diversidade e universalidade. **Anais do I Simpósio Brasileiro de Teorias de Enfermagem**. Florianópolis: Editora da UFSC, 1985.

LEININGER, M. **Overview of Leininger's Theory of Culture Care Diversity and Universality**. 2008. Disponível em: www.madeleine-leininger.com. Acesso em: 10 mar. 2016.

LUECKENOTTE, A. G. **Avaliação em Gerontologia**. 3. ed. Rio de Janeiro: Reichmann & Affonso Ed., 2002.

MIRAMÓN, M. I. **Historia de vida**. Matia Fundazioa. Ingema: Instituto Gerontológico Matia. 2012. Disponível em: http://docplayer.es/7596158-Historia-de-vida-responsable-marta-idiaquez-miramon-matia-fundazioa.html. Acesso em: 31 out. 2016.

MIRANDA, V. L. Aspectos vivenciales del paciente durante su estadía en Unidad de Cuidados Intensivos. **Revista Chilena de Medicina Intensiva**. v. 25, n. 4. 2010. p. 199-203.

MUSSI, F. C. Conforto e lógica hospitalar: análise a partir da evolução histórica do conceito conforto na enfermagem. **Acta Paul Enferm**. v. 18, n. 1. 2005. p. 72-81.

NIGHTINGALE, F. **Notas sobre enfermagem**. Um guia para cuidadores na atualidade. Rio de Janeiro: Elsevier, 2010.

ONU. Organização das Nações Unidas. Comisión Económica para América Latina (CEPAL). **Declaração de Brasília**. ONU, 2007.

ORNELLAS, L. H. **A alimentação através dos tempos**. Série Nutrição. 4. ed. Florianópolis: Editara da UFSC, 2008.

POTTER, P. A.; PERRY, A. G. **Fundamentos de Enfermagem**. 6. ed. Rio de Janeiro: Elsevier, 2005. V. II.

PASSOS, S. S. S. *et al.* Atendimento às necessidades da pessoa dependente para alimentação no ambiente hospitalar. **Revista Baiana de Enfermagem**. v. 28, n. 1. 2014. p. 79-85.

PONTE, K. M. A. et el. Contribuição do cuidado clínico de enfermagem para o conforto psicoespiritual de mulheres com infarto agudo do miocárdio. **Esc Anna Nery** (impr.). v. 16, n. 4. 2012. p. 666-673.

PONTE, K. M. A. et el. Cuidado clínico de enfermagem para conforto de mulheres com infarto agudo do miocárdio. **Texto Contexto Enferm**. v. 23, n. 1. 2014. p. 56-64.

RIEGEL, F. *et al.* Cuidados de enfermagem ao idoso com delirium em unidade de terapia: revisão integrativa. **Revista cuidado em enfermagem – CESUCA**. 2015. v. 1, n. 1. p. 48-65.

PUMPULIM, J. S. L.; SAWADA, N. O. Privacidade física referente à exposição e manipulação corporal: percepção de pacientes hospitalizados. **Texto Contexto Enferm**. v. 19, n. 1. 2010. p. 36-44.

PUMPULIM, J. S. L.; SAWADA, N. O. Percepção de pacientes sobre a privacidade no hospital. **Rev Bras Enferm**. v. 65, n. 4. 2012. p. 621-9.

RUIZ, M. C. S.; GONZÁLEZ, J. S. Análisis de las vivencias de um paciente em cuidados intensivos desde perspectiva de la complejidad. **Cultura de los cuidados**, 2. sem., n. 14, a. VII, p. 83-91, 2003.

RICO, L. R. *et al.* Vivir la UCI: diferentes perspectivas. **Cultura de los cuidados**. 2. sem., n. 12, a. VI, p. 55-66, 2002.

ROCHA, A. C. A. L.; CIOSAK, S. I. Espiritualidade no manejo da doença crônica do idoso. 3º. Congresso Ibero-Americano em Investigação Qualitativa. **Atas CIAIQ**. v. 2. 2014. p. 95-101.

RUIZ, M. C. S.; GONZÁLEZ, J. S. Análisis de las vivencias de um paciente em cuidados intensivos desde perspectiva de la complejidad. **Cultura de los cuidados**. 2. sem., n. 14, a. VII, p. 83-91, 2003.

SOARES, N. V.; DALL'ANGOL, C. M. Privacidade dos pacientes – uma questão ética para a gerência do cuidado em enfermagem. **Acta Paul Enferm**., v. 24, n. 5, p. 683-8, 2011.

SEIMA, M. D. *et al.* A produção científica da enfermagem e a utilização da teoria de Madeleine Leininger: revisão integrativa 1985-2011. **Esc Anna Nery** (impr.). v. 15, n. 4, p. 851-857, 2011.

SILVA, N. D.; CONTRIN, L. M. Orientações do enfermeiro dirigidas aos familiares dos pacientes internados na UTI no momento da visita. **Arquivo de Ciências da Saúde**, v. 14, n. 3. 2007. p. 148-152.

SOUZA, J. R; ZAGONEL, I. P. S; MAFTUM, M. A. O cuidado de enfermagem ao idoso: uma reflexão segundo a Teoria Transcultural de Leininger. **Rev. RENE.** n. 3, v. 8. 2007. p. 117-125.

TANAKA, L. M. S. *et al.* Delirium em pacientes na unidade de terapia intensiva submetidos à ventilação não invasiva: um inquérito multinacional. Rev. bras. ter. intensiva. v. 27, n. 4, p. 360-368, Dec. 2015. Available from: http://www.scielo.br/scielo.php?script=sci_arttext&pid=S0103-507X2015000400360&lng=en&nrm=iso. Access on 29 Apr. 2021.

TAVEIRA, J. F.; MEDEIROS, M. M. Considerações sobre a gastronomia na obra de Jorge Amado: um estudo de caso de Dona Flor e seus Dois Maridos. **Cultur.** a.09, n. 01. 2015 Disponível em: www.uesc.br/revistas/culturaeturismo. Acesso em: 08 nov. 2015.

VESZL, P. S. *et al.* Aspectos funcionais e psicológicos imediatamente após alta da unidade de terapia intensiva: coorte prospectiva. **Rev Bras Ter Intensiva**. n. 25, v. 3. 2013. p. 218-224.

WELCH, A. Z. Madaleine Leininger. Cuidar Cultural: Teoria da Diversidade e da Universalidade. Cap. 28. *In*: TOMEY, A. M.; ALIGOOD, M. R. **Teóricas de enfermagem e a sua obra**. Modelos e teorias de enfermagem. Loures (Portugal): Lusociência, 2004.

CAPÍTULO 8
INCIDENTES CIRÚRGICOS NOTIFICADOS EM UM HOSPITAL DE ENSINO

Angela de Souza Barros
Rosana Santos Mota
Valdenir Almeida da Silva
Andreia Santos Mendes
Cristiane Marques de Carvalho
Juliana Cana Brazil Costa

Introdução

A cirurgia tem inegável papel na saúde. Muitas doenças são consideradas como doenças cirúrgicas, pois têm o procedimento cirúrgico como única forma tratamento (MOCK; DONKOR; GAWANDE, 2015). Entretanto, para o ato cirúrgico ser realizado e obter êxito, é necessário o cumprimento de etapas que ocorrem antes, durante e após a cirurgia, a fim de se evitar a ocorrência de incidentes cirúrgicos.

Incidentes cirúrgicos são circunstâncias ou eventos, originados a partir de procedimentos cirúrgicos, que podiam ter resultado ou resultaram em dano ao paciente (WHO, 2009). Estudo realizado no Brasil apontou que 8,72% dos procedimentos anestésicos, necessários para a realização da cirurgia, evoluíram com complicações, sendo que 20,29% destas seriam evitáveis (PAVÃO *et al.*, 2019). Já outro estudo que avaliou a taxa de mortalidade cirúrgica, encontrou uma tendência crescente significativa dessa taxa em todas as regiões brasileiras, no período avaliado (COVRE *et al.*, 2019).

Com o objetivo de melhorar a qualidade da assistência nas intervenções cirúrgicas, a OMS lançou em 2009 o segundo desafio global intitulado: Cirurgias seguras salvam vidas. Desde então, foram destacados dez objetivos essenciais que devem ser alcançados durante a assistência cirúrgica, para garantir a segurança do paciente. Uma das estratégias encontradas por diversos países para alcançar os resultados esperados, relacionados com a segurança do paciente, durante a assistência cirúrgica é a notificação dos incidentes (SOUSA; LAJE; RODRIGUES, 2014). A notificação de incidentes deve ser entendida como um instrumento que fornece subsídios para implementação de melhoria nas medidas de segurança para o paciente, adotadas pela instituição (SOUSA; LAJE; RODRIGUES, 2014).

Conhecer as características dos incidentes cirúrgicos ocorridos com o paciente através das notificações realizadas e analisá-las, permite que informações sobre o perfil da instituição para este indicador de segurança do paciente sejam produzidas, bem como que as medidas estratégicas de prevenção adotadas sejam avaliadas e a implementação de melhorias possam estar fundamentadas. Nesse sentido, este estudo tem como objetivo analisar os incidentes cirúrgicos notificados em um hospital de ensino nos anos de 2016 a 2018.

Método

Trata-se de um estudo quantitativo, do tipo descritivo, realizado em um hospital de ensino, localizado no município de Salvador, Bahia, Brasil. O campo da pesquisa é uma unidade hospitalar e ambulatorial geral, de grande porte, referência em média e alta complexidade no Estado, conveniado ao Sistema Único de Saúde (SUS) e integrante da rede a Empresa Brasileira de Serviços Hospitalares (EBSERH).

Os dados foram coletados entre os meses de agosto de 2019 a março de 2020, a partir do banco de dados do Sistema de Vigilância Hospitalar (VIGIHOSP). Trata-se de um sistema utilizado pela rede de hospitais administrados pela Empresa Brasileira de Serviços Hospitalares (EBSERH) para receber notificações de todos os tipos de incidentes e queixas técnicas, acessível a todos os profissionais que trabalham na organização.

A coleta de dados foi realizada por uma bolsista de iniciação científica, devidamente treinada, e revisada pelos pesquisadores responsáveis. A técnica de coleta partiu da leitura minuciosa dos dados registrados na planilha gerada pelo VIGIHOSP, extração do conteúdo pertinente com o uso de um instrumento estruturado e elaborado para nortear a busca das informações registradas, digitação e revisão do banco.

Foram investigadas as seguintes variáveis: características sociodemográficas dos pacientes com incidentes cirúrgicos notificados (sexo, idade, raça, estado civil, grau de escolaridade e procedência); caracterização da ocorrência do incidente (situação do paciente, turno de ocorrência, natureza da notificação e profissional notificante); caracterização do incidente cirúrgico (especialidade cirúrgica, possíveis causas, evento adverso, grau do dano e a condutada adotada).

Utilizou-se como critérios de inclusão: todas as notificações ocorridas nas unidades do campo da pesquisa e realizadas pelos profissionais no período citado. Excluiu-se do estudo as notificações com dados incompletos que inviabilizaram a identificação do caso e as notificações duplicadas.

Os dados foram organizados no programa Microsoft Excel 2013, posteriormente transportados para o programa *Stata* versão 12, o qual foi utilizado para o processamento dos dados. Realizou-se análise descritiva por meio de distribuição de percentagem e frequências.

O projeto atendeu aos princípios éticos da pesquisa envolvendo seres humanos e atendeu às recomendações da Resolução 466/2012, do Conselho Nacional de Saúde. O protocolo da pesquisa foi aprovado por um Comitê de Ética em Pesquisa mediante CAAE número 09076619.2.0000.0049.

Resultados

Nos três anos do estudo, foram notificados 401 incidentes cirúrgicos, sendo 5,24% (n=21) das notificações em 2016; 32,17% (n=129) em 2017 e 62,59% (n=251) no ano de 2018.

Tabela 1 – Número de incidentes cirúrgicos notificados no VIGHOSP. Salvador, Bahia, Brasil, 2020

VARIÁVEIS	N=401	%
ANO		
2016	21	5,24
2017	129	32,17
2018	251	62,59

Fonte: Elaborada pelos autores.

Os pacientes com incidentes notificados eram majoritariamente adultos 48,38% (n=194); idosos 29,43% (n=118); do sexo feminino 48,88% (n=196); raça negra 77,06% (n=309); solteiros 42,14% (n=169); com escolaridade de até o ensino fundamental 42,14% (n=169) e procedentes da capital do estado da Bahia 44,39% (n=178), conforme Tabela 2.

Tabela 2 – Caracterização do perfil sociodemográfico dos pacientes com incidentes cirúrgicos notificados no VIGHOSP. Salvador, Bahia, Brasil, 2020

VARIÁVEIS	N=401	%
Idade		
0 até 09 anos	21	5,24
10 até 19 anos	15	3,74
20 até 59 anos	194	48,38
60 anos ou mais	118	29,43
Sem registro	53	13,22
Sexo		
Mulher	196	48,88
Homem	170	42,39
Sem registro	35	8,73
Raça		
Negra	309	77,06
Não-negra	30	7,48
Sem registro	62	15,46
Estado civil		
Solteiro	169	42,14
Casado/união estável	136	33,92
Separado	12	2,99
Viúvo	14	3,49
Sem registro	70	17,46
Escolaridade		
Nenhum	12	2,99
Ensino fundamental	157	39,15
Ensino médio	119	29,68
Superior	31	7,73
Sem registro	82	20,45
Procedência		
Salvador	178	44,39
Outro município	161	40,15
Sem registro	62	15,46

Fonte: Elaborada pelos autores.

Os incidentes cirúrgicos ocorreram principalmente em pacientes que se encontravam internados na instituição hospitalar 87,78% (n=352); no turno da tarde 40,40% (n=162), seguido do turno da manhã 36,66% (n=147); a maioria das notificações foi identificada 68,39% (n=252), tendo o profissional enfermeiro como o principal notificador 90,52% (n=363), (Tabela 2).

Tabela 3 – Caracterização da ocorrência dos incidentes cirúrgicos notificados no VIGIHOSP. Salvador, Bahia, Brasil, 2020

VARIÁVEIS	N=401	%
Situação do paciente		
Atendimento ambulatorial	5	1,25
Internado	352	87,78
Outro	16	3,99
Sem registro	28	6,98
Turno da Ocorrência		
Manhã	147	36,66
Tarde	162	40,40
Noite	45	11,22
Sem registro	47	11,72
Natureza da notificação		
Identificada	262	68,39
Anônima	138	34,41
Sem registro	1	0,25
Categoria Profissional Notificante		
Enfermeiro	363	90,52
Médico	22	5,49
Estudante	9	2,24
Técnico em enfermagem	5	1,25
Outros	1	0,25
Sem registro	1	0,25

Fonte: Elaborada pelos autores.

Conforme figura 1, no que tange as especialidades cirúrgicas dos pacientes com incidentes cirúrgicos notificados, as maiores proporções das especialidades envolvidas foram: cirurgia geral 25,94%(n=104), otorrinolaringologia17,71% (n=71), urologia 15,71% (n=63), cirurgia vascular 11,22% (n=45) e cirurgia plástica 6,48% (n=26).

Figura 1 – Especialidades cirúrgicas dos pacientes com incidentes cirúrgicos notificados no VIGIHOSP. Salvador, Bahia, Brasil, 2020

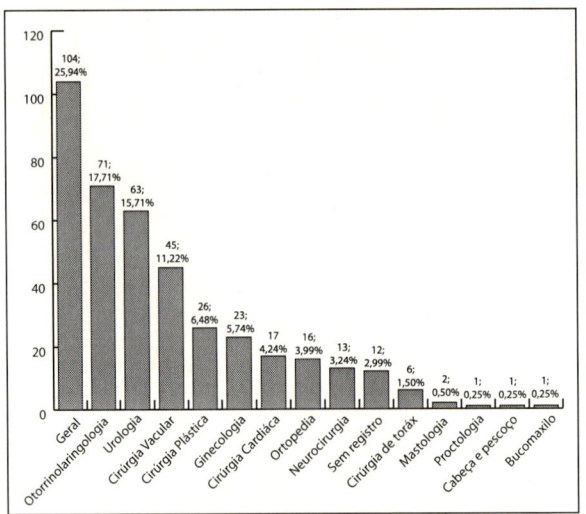

Fonte: Elaborada pelos autores.

Quanto à caracterização dos incidentes cirúrgicos notificados (Tabela 4), as principais ocorrências foram relacionadas: a instrumentais ou artigos de uso médico hospitalar 67,08% (n=269), à infraestrutura 18,70% (n=75)e relacionados aos pacientes 7,73% (n=31). Os incidentes relacionados aos instrumentais ou artigos de uso médicos hospitalares notificados foram relacionados: ao material danificado, extravio e/ou perda de material e a falta de conferência do material antes e/ou após a cirurgia. Quanto aos incidentes relacionados a equipamento/infraestrutura, as notificações foram por conta do ar-condicionado inoperante e a falta de manutenção dos equipamentos. Dentre os incidentes relacionados ao paciente, destacou-se a falta de termo/exame e o erro e/ou falta de marcação da lateralidade.

Tabela 4 – Caracterização dos incidentes cirúrgicos notificados no VIGIHOSP. Salvador, Bahia, Brasil, 2020

VARIÁVEIS	N=401	%
Relacionados a instrumentais ou artigos de uso médico hospitalar	269	67,08
Relacionados ao paciente	31	7,73
Relacionados a equipamento/infraestrutura	75	18,70
Outras situações	17	4,24
Sem registro	7	2,24

Fonte: Elaborada pelos autores.

Concernente às possíveis causas dos incidentes, as principais referências foram sobre a quebra no protocolo de cirurgia segura 27,93% (n=112), seguido da falha ou não manutenção dos equipamentos 15,17 (n=63), instabilidade no funcionamento do ar-condicionado 3,99% (n=16), da falta de treinamentos com a equipe 2,99% (n=12) e falta de comprimento de protocolos terapêuticos 2,99% (n=12). Quanto ao dano causado, 3,72% (n=15) causaram prejuízos à saúde dos pacientes envolvidos. Destes, 93,33% foram considerados danos não graves.

No tocante a conduta profissional adotada diante do incidente, as principais referências foram em relação à comunicação do problema ao setor responsável 8,48% (n=34) e educação em serviço com os profissionais envolvidos 5,74% (n=23). Destaca-se a elevada proporção de profissionais que não registraram a conduta adotada 82,79% (n=332).

Tabela 5 – Caracterização do incidente cirúrgicos notificados no VIGIHOSP. Salvador, Bahia, Brasil, 2020

VARIÁVEIS	N=401	%
Possíveis causas do incidente -		
Não seguiu protocolo de cirurgia segura parcial ou totalmente	112	27,93
Falha na manutenção do equipamento	63	15,71
Instabilidade do funcionamento do Ar-Condicionado	16	3,99
Falta de treinamento	12	2,99
Falta de cumprimento de protocolos terapêuticos	12	2,99
Extravio de instrumentais	5	1,25
Falha na identificação do material	6	1,5
Infraestrutura / elevador	4	0,99
Falta de conferência de dados do paciente	3	0,75
Falha de conferência	1	0,25
SNI/ SR/NI	167	41,65
Evento adverso		
Sim	15	3,74
Não	223	55,61
Sem registro	163	40,65
Dano ao paciente (n=15)		
Não grave	14	93,33
Sem informação	1	6,67
Conduta adotada		
Comunicado problema ao setor responsável	34	8,48
Reorientação ao profissional envolvido	23	5,74
Outras	12	2,99
Sem registro	332	82,79

Fonte: Elaborada pelos autores.

Discussão

No período estudado foram notificados, no campo da pesquisa, 1911 incidentes relacionados à assistência à saúde. Destes 20,98% (n=401) estavam relacionados à cirurgia segura. A proporção de incidentes cirúrgicos identificada no estudo foi menor do que o apresentado por pesquisa realizada na cidade de Porto Alegre, a qual identificou proporção de 36% (SILVA et al., 2015).

É possível perceber que, no decorrer dos anos pesquisados, houve um aumento significativo no percentual de incidentes notificados referente à segurança cirúrgica, que passou de 5,24% em 2016 para 62,59% em 2018. O aumento do número de notificações de incidentes relacionados com a assistência à saúde de forma geral é apontado por estudo nacional (SAGAWA et al., 2019), e internacional (SENDLHOFER et al., 2019) como uma tendência. Sugere-se que este fato possa estar relacionado com o fortalecimento da política de segurança do paciente nas instituições e a promoção de campanhas de incentivo às notificações, a partir da criação dos núcleos de segurança do paciente. Isto pode ter ocorrido no campo da pesquisa, principalmente após a implantação do aplicativo VIGIHOSP, justificando o aumento do número de notificações verificado no estudo.

A caracterização sociodemográfica dos pacientes com incidentes notificados indica que pessoas adultas, seguida de pessoas idosas, com predominância do sexo feminino, são as mais vulneráveis para a ocorrência destes incidentes. Essas características corroboram com as caraterísticas do perfil dos pacientes que sofreram eventos adversos em centro cirúrgico de estudos realizados no Brasil (ARAÚJO; CARVALHO, 2018) e nos Estados Unidos (BOHNEN et al., 2017). Indivíduos da raça negra e com baixa escolaridade também se destacaram na caraterização do perfil. De acordo com dados do IBGE, 80% da população do estado onde o estudo ocorreu se autodeclara negra o que pode ter relação direta com a população assistida pela instituição. Estudo realizado nos Estados Unidos (MORRIS; TREITLER, 2019) indica para a maior vulnerabilidade de indivíduos negros a menores condições de acesso à educação, justificando, talvez, a baixa escolaridade dos pacientes.

As características das ocorrências notificadas apontam que 77,06% dos incidentes ocorreram no período diurno e com 87,78% dos pacientes em situação de internados. A dinâmica de funcionamento do centro cirúrgico da instituição pode justificar estes achados. Nesta instituição são programadas cirurgias eletivas, que vão de pequeno a grande porte e que requerem internamento do paciente por no mínimo 24 horas. O maior volume das cirurgias programadas ocorre no período diurno, havendo também um aumento no número de profissionais atuando. Diante dessa dinâmica, é possível que haja maior chance de ocorrências de incidentes durante a internação, pois o paciente tem um tempo de permanência considerável de exposição no ambiente hospitalar. Também pode ocorrer um número maior de notificações, tendo em vista a possibilidade de se ter mais olhares atentos para a segurança do paciente e para o cumprimento dos protocolos estabelecidos inclusive o da notificação.

Foi possível identificar que os enfermeiros foram responsáveis por 90,52% das notificações realizadas. Este dado corrobora com estudo realizado na Holanda, que evidenciou que 68% das notificações de incidentes perioperatórios foram realizadas por enfermeiros (HEIDEVELD-CHEVALKING *et al.*, 2014).

A cirurgia geral apresentou a maior proporção de incidentes notificados. Tal fato pode ser justificado pelo volume de cirurgias gerais realizadas, a exemplo da laparotomia exploradora, que em boa parte ocorre de forma de urgência o que pode favorecer a ocorrência de incidentes (BIROLINI; RASSLAN; UTIYAMA, 2016).

Notificações relacionadas com os instrumentais cirúrgicos e artigos de uso médico hospitalar foram as mais frequentes neste estudo (67,08%), as quais estavam relacionadas com a não contagem cirúrgica, a perda ou extravio de materiais e o material danificado. Esta característica difere da característica dos incidentes notificados em um hospital holandês enfermeiros (HEIDEVELD-CHEVALKING *et al.*, 2014), que apontou as falhas de comunicação e de equipamentos como incidentes mais notificados no centro cirúrgico.

Preocupação com o potencial risco a saúde, que objetos utilizados nas cirurgias oferecem devido à possibilidade de retenção de forma inadvertida, foi destacada pela OMSnas orientações para cirurgia segura publicada em 2009 WHO, 2009), que abordam sobre os critérios para contagem cirúrgica e as recomendações para a documentação do processo. É possível considerar que o descumprimento destas orientações da OMS, constitui a base dos problemas identificados nesta categoria. A não contagem cirúrgica nos momentos exigidos traz, como consequência, dúvidas importantes relacionadas com a possibilidade de ocorrência de retenção ou extravio dos materiais cirúrgicos, bem como se os danos aos instrumentais ocorreram por uso inadequado durante o ato cirúrgico ou se foi devido ao desgaste natural do instrumental (EDEL, 2012). Estudo realizado em 2019, com enfermeiras de instituições de saúde, constatou que 5,5% das entrevistadas afirmaram que a contagem cirúrgica não era realizada nas instituições onde trabalhavam (FREITAS; MENDES; GALVÃO, 2016).

Outra característica dos incidentes notificados, com menor ocorrência, mas de grande importância é relacionada ao preparo do paciente. Paciente errado, erro na marcação da lateralidade, erro ou falta de documentação necessária para a realização de cirurgia foram os problemas detectados nesta categoria. No centro desses "erros ou faltas", é possível considerar que a falha na comunicação, na memória, no conhecimento, na atenção, ou seja falha humana se faz presente. Estudo realizado em 2019 nos EUA concluiu que falha cognitiva é o principal fator de erros nos procedimentos cirúrgicos (SULIBURK *et al.*, 2019). Portanto, é imprescindível fazer checagem de informações importantes sobre o paciente e dos elementos necessários para o procedimento proposto para dirimir falhas. Neste sentido, é recomendado o uso da Lista de Verificação de segurança cirúrgica.

Também conhecida como checklist de cirurgia segura, a Lista de Verificação de Segurança foi elaborada a partir do programa da OMS, Cirurgia Segura Salva Vidas, por um grupo de profissionais, que materializaram ideia de usar uma ferramenta para melhorar a segurança cirúrgica (WEISER; HAYNES, 2018). Consiste na checagem das informações em três momentos no centro cirúrgico: antes da indução anestésica, antes da incisão e antes da saída do paciente da sala de cirurgia. Estudo realizado nos EUA, constatou uma redução no número de mortes após cirurgia, em hospitais que completaram um programa de melhoria baseada na utilização da lista de verificação de segurança cirúrgica (HAYNES *et al.*, 2017). A política interna de cirurgia segura, na instituição onde este estudo ocorreu, prevê a utilização da lista de segurança. Talvez a utilização desta ferramenta tenha contribuído para a não produção de dano moderado ou grave aos pacientes.

Para a categoria de incidentes relacionados com a infraestrutura, problemas com o ar-condicionado inoperante foram registrados nas notificações. A orientação da Associação Brasileira de Normas Técnicas (ABNT, 2005) sobre a manutenção da temperatura em sala de cirurgia seja mantida numa variação entre 18 e 22°C, e que a umidade do ar esteja entre 45 e 55%. A qualidade da assistência ao paciente pode ser afetada pela deficiência da manutenção preventiva fornecida pelos serviços de infraestrutura. Estudo realizado em um centro cirúrgico do estado de São Paulo, sobre as variações da temperatura e umidade do ar ambiente da sala de operação, concluiu que a qualidade do ar estava fora das recomendações estabelecidas pelos órgãos regulamentadores (POVEDA; SANTOS; GALVÃO, 2014). É importante salientar que a segurança do paciente não pode ser compreendida como sendo uma área de atuação apenas da equipe assistencial.

As possíveis causas dos incidentes cirúrgicos notificados não foram registradas ou identificadas por 32,67% dos notificadores. Já para 31,67% destes a causa estava associada ao não cumprimento do protocolo de cirurgia segura da instituição. Revisão integrativa da literatura publicada em 2017, atribui a não completa adesão aos protocolos de segurança nas instituições hospitalares a questões relacionadas com a cultura de segurança estabelecida nas instituições, treinamento profissional e engajamento pessoal e coletivo (SOUZA *et al.*, 2017). Não é bastante, criar política e elaborar protocolos de segurança. É preciso promover cultura de segurança, fundamentada na confiança e na busca por melhorias.

Os eventos adversos estiveram presentes em 3,72% das notificações, sendo que 93,33% destes foram considerados não graves. Estudo realizado na Suécia identificou uma prevalência de 15,4% de eventos adversos em pacientes cirúrgicos e classificou 62,5% destes como provavelmente evitáveis (NILSSON *et al.*, 2016). No Brasil, estudo realizado em hospital de ensino, detectou uma prevalência de 21,8% de eventos adversos, dos quais em 52,4% dos casos, a detecção ocorreu somente no retorno ambulatorial (BATISTA *et al.*, 2019). É preciso chamar à atenção para o fato que em 40,65% das notificações, a ocorrência ou não de dano ao paciente não foi registrada o que pode ter impactado na taxa dos eventos adversos no campo do estudo.

Destaca-se também que um número elevado dos incidentes notificados (82,79%) não teve o registro o das condutas que foram adotadas. Tal informação nos aponta para a necessidade de ações educativas que visem orientar os profissionais de saúde, especialmente os de enfermagem quanto à importância de registros completos e fidedignos, conforme recomendado pelo Conselho Federal de Enfermagem (COFEN , 2016).

Este estudo tem como fator limitante o fato de ter sido realizado a partir de dados de notificações voluntárias feitas por profissionais envolvidos na assistência a pacientes hospitalizados, não sendo possível desconsiderar a presença de fatores que gerem subnotificação. Diante desta condição e da falta de registro para algumas informações importantes o cenário real da ocorrência de incidentes relacionados com o paciente cirúrgico pode não ter sido expresso.

Conclusão

O estudo evidenciou um perfil de pacientes adultos, do sexo feminino, de cor preta e com baixa escolaridade como sendo os mais vulneráveis. Também demonstrou que na instituição os incidentes mais notificados se relacionavam com o uso dos instrumentais cirúrgicos e artigos de uso médico hospitalar e que o não cumprimento dos protocolos estabelecidos constitui a causa mais provável do incidente. Foi possível constatar também, que a falta de registros sobre as condutas adotadas constitui uma lacuna favorável para a recorrência de incidentes.

A pesquisa permitiu conhecer um cenário onde a prática de notificação de incidentes cirúrgicos se deu de forma ativa, no período avaliado, principalmente após a implantação do VIGIHOSP. Um sistema de notificação de incidentes constitui uma importante ferramenta para a implementação de melhorias voltadas para a segurança do paciente pois a partir da análise dos dados fornecidos por este sistema, é possível determinar quais pontos de atenção da prática assistencial que precisam de melhorias.

REFERÊNCIAS

ARAUJO I. S.; CARVALHO R. Eventos adversos graves em pacientes cirúrgicos: ocorrência e desfecho. Revista SOBECC [Internet], v. 23, n. 2, p. 77-283, 2018.Disponível em: https://revista.sobecc.org.br/sobecc/article/view/401. Acesso em: 03 fev. 2021.

ASSOCIAÇÃO BRASILEIRA DE NORMAS TÉCNICAS – ABNT. **NBR 7.256/2005**. Tratamento de ar em estabelecimentos assistenciais de saúde (EAS). Requisitos para projeto e execução de instalações. Rio de Janeiro: ABNT; 2005.

BATISTA, J. *et al.* . Prevalência e evitabilidade de eventos adversos cirúrgicos em hospital de ensino do Brasil. **Rev. Latino-Am. Enfermagem**, Ribeirão Preto, v. 27, e2939, 2019 . Disponível em: http://www.scielo.br/scielo.php?script=sci_arttext&pid=S0104-11692019000100354-&lng=en&nrm-iso. Acesso em: 25 mar. 2021. Epub Oct 07, 2019. https://doi.org/10.1590/1518-8345.2939.3171.

BIROLINI, D. V.; RASSLAN, S.; UTIYAMA, E. M. Retenção inadvertida de corpos estranhos após intervenções cirúrgicas. Análise de 4547 casos. **Rev. Col. Bras. Cir.**, Rio de Janeiro, v. 43, n. 1, p. 12-17, Feb. 2016 . Disponível em: http://www.scielo.br/scielo.php?script=sci_arttext&pid=S0100-69912016000100012&lng=en&nrm=iso. Acesso em: 25 mar. 2021. https://doi.org/10.1590/0100-69912016001004.

BOHNEN, J. D. *et al.* Intraoperative Adverse Events in Abdominal Surgery: What Happens in the Operating Room Does Not Stay in the Operating Room. **Ann Surg**. V.265, n. 6, p. 1119-1125, 2017. Available from: https://journals.lww.com/annalsofsurgery/Fulltext/2017/06000/Intraoperative_Adverse_Events_in_Abdominal.15.asp. Access on: 25 de março de 2021. https://doi.org/10.1097/SLA.0000000000001906.

COFEN. Conselho Federal de Enfermagem. **Guia de recomendações para registro de enfermagem no prontuário do paciente e outros documentos de Enfermagem**. Brasília: COFEN, 2016. Disponível em: www.cofen.gov.br/wp-content/.../Guia-de-Recomendações-CTLN-Versão-Web.pdf. Acesso em: 25 nov. 2020

COVRE, E. R. *et al.* Tendência de internações e mortalidade por causas cirúrgicas no Brasil, 2008 a 2016. **Rev. Col. Bras. Cir.**, Rio de Janeiro , v. 46, n. 1, e1979, 2019 . Disponível em: http://www.scielo.br/scielo.php?script=sci_arttext&pid=S0100=69912019000100152-&lng=pt&nrm-iso. Acesso em: 25 março de 2021. Epub 18-Fev-2019. https://doi.org/10.1590/0100-6991e-20191979.

EDEL, E. M. Variabilidade da prática de contagem cirúrgica e o potencial de itens cirúrgicos retidos. **Jornal AORN**, v. 95, n. 2, p. 228-238, 2012. Disponível em: https://aornjournal.onlinelibrary.wiley.com/doi/abs/10.1016/j.aorn. 2011.02.01. Acesso em: 25 mar. 2021. https://doi.org/10.1016/j.aorn.2011.02.014.

FREITAS, Patrícia Scotini; MENDES, Karina Dal Sasso; GALVAO, Cristina Maria. Processo de contagem cirúrgica: evidências para a segurança do paciente. **Rev. Gaúcha Enferm.**, Porto Alegre , v. 37, n. 4, e66877, 2016 . Disponível em: http://www.scielo.br/scielo.php?script=sci_arttext&pid=S1983-14472016000400418&lng=en&nrm=iso. Acesso em: 25 mar. 2021. http://dx.doi.org/10.1590/1983-1447.2016.04.66877.

HAYNES, A. B. *et al.* Mortality trends after a voluntary checklist-based surgical safety collaborative. **Annals of Surgery**. v 266, n. 6, p. 923-929, 2017. Available from https://pubmed.ncbi.nlm.nih.gov/29140848/. Access on: 25 Mar. 2021. http://dx.doi: 10.1097/SLA.0000000000002249.

HEIDEVELD-CHEVALKING, A. J. *et al.* The impact of a standardized incident reporting system in the perioperative setting: a single center experience on 2,563 'near-misses' and adverse events. **Patient Saf Surg**. n. 8, v. 46, 2014. Available from: https://pssjournal.biomedcentral.com/articles/10.1186/s13037-014-0046-1. Access on: 02 fev. 2021. https://doi.org/10.1186/s13037-014-0046-1.

MOCK, C. N.*et al.* Cirurgia essencial: mensagens-chave das Prioridades de Controle de Doenças. **The Lancet**, v. 385, n. 9983, p. 2209-19, 2015. . Disponível em: https://pubmed.ncbi.nlm.nih.gov/25662414/. Acesso em: 25 mar. 2021. https://doi.org/10.1016/S0140-6736(15)60091-5

MORRIS, A.; TREITLER, V. B. O ESTADO RACIAL DA UNIÃO: compreendendo raça e desigualdade racial nos Estados Unidos da América. **Cad. CRH** [online]. v. 32, n. 85, pp. 15-31, 2019.

Disponível em: http://www.scielo.br/scielo.php?script=sci_arttext&pid=S0103-49792019000100015&lng=en&nrm=iso. Acesso em: 01 mar. 2021. https://doi.org/10.9771/ccrh.v32i85.27828.

NILSSON, L. et al. Preventable Adverse Events in Surgical Care in Sweden: A Nationwide Review of Patient Notes. **Medicine (Baltimore)**. v. 95, n. 11, e3047, 2016. Available from https://pubmed.ncbi.nlm.nih.gov/26986126/. Access on: 25 Mar. 2021. https://doi.org/10.1097/MD.0000000000003047.

PAVAO, A. L. B. et al. Eventos adversos em anestesiologia: análise por meio da ferramenta Logbook usada por médicos em especialização no Brasil. **Rev. Bras. Anestesiol.**, Campinas , v. 69, n. 5, p. 461-468, out. 2019. Disponível em: http://www.scielo.br/scielo.php?script=sci_arttext&pid=S0034-70942019000500461&lng=en&nrm=iso. Acesso em: 25 mar. 2021. Epub Dec 20, 2019. http://dx.doi.org/10.1016/j.bjane.2019.06.006.

POVEDA, V. B.; SANTOS, B.; GALVÃO, C. M. Análise entre o tempo cirúrgico e as variações da temperatura e da umidade em sala de operação. Revista SOBECC, São Paulo, v. 19, n. 2, p. 61-66, jun. 2014. ISSN 2358-2871. Disponível em: https://revista.sobecc.org.br/sobecc/article/view/59. Acesso em: 26 mar. 2021.

SAGAWA, M. R. et al. Análise de circunstâncias notificáveis: incidentes que podem comprometer a segurança dos pacientes. **Cogitare Enfermagem**, [S.l.], v. 24, aug. 2019. ISSN 2176-9133. Disponível em: https://revistas.ufpr.br/cogitare/article/view/61984. Acesso em: 25 mar. 2021. doi:http://dx.doi.org/10.5380/ce.v24i0.61984.

SENDLHOFER, G. et al. Deployment of CriticalIncident Reporting System (CIRS) in public Styrian hospitals: a fiveyear perspective. **BMC healthservicesresearch**, v. 19, n. 1, p. 1-8, 2019. Available from: https://bmchealthservres.biomedcentral.com/articles/10.1186/s12913-019-4265-0 Access on: 03 fev. 2021. https://doi.org/10.1186/s12913-019-4265-0.

SILVA, F. et al. Análise de eventos adversos em um Centro Cirúrgico ambulatorial. Revista SOBECC [Internet]. v. 20, n. 4, p. 202-209, 2015. Disponível em: https://revista.sobecc.org.br/sobecc/article/view/91. Acesso em: 25 mar. 2021. https://doi.org/10.5327/Z1414-4425201500040004.

SOUSA, P; LAGE, M. J.; RODRIGUES, V. Magnitude do problema e os factores contribuintes do erro e dos eventos adversos. **Segurança do Paciente**: conhecendo os riscos nas organizações de saúde, 2014. Disponível em: https://books.google.com.br/books?hl=pt=-BR&lr=&id=IHZuDwAAQBAJ&oi=fnd&pg=P93A&dq-Sousa,+P.,+Laje,+M.+J.,+%26+Rodrigues,+V.+(2014).+Magnitude+do+problema+e+os+factores+contribuintes+do+erro+e+dos+eventos+adversos.+In+P.+-Sousa,+%26+W.+Mendes+(Eds.),+Seguran%C3%A7a+do+paciente:+conhecendo+os+riscos+nas+organiza%C3%A7%C3%B5es+de+sa%C3%BAde+(pp.+93-113).+Edito&ots=aALmn5ATDo&sig=O0f46srll5bbPTEd5x38_pQjrjU#v=onepage&q&f=false. Acesso em: 25 mar. 2021.

SOUZA, L. de O.; DE PINHO, M. C.; MACHADO, L. R.; JACQUES, A. O uso de protocolos de segurança do paciente nas instituições hospitalares. **Revista Brasileira de Pesquisa em Saúde/BrazilianJournalof Health Research**, *[S. l.]*, v. 19, n. 1, p. 70-77, 2017. Disponível em: https://periodicos.ufes.br/rbps/article/view/17720. Acesso em: 26 mar. 2021.

SULIBURK, J. W. *et al.* Analysis of Human Performance Deficiencies Associated With Surgical Adverse Events. **JAMA Netw Open**. v. 2, n. 4, e198067, 2019. Available from: https://pubmed.ncbi.nlm.nih.gov/31365107/. Access on: 25 Mar. 2021. http://dx.doi:10.1001/jamanetworkopen. 2019.8067.

WEISER, T. G.; HAYNES, A. B. Ten years of the surgical safety checklist. Br J Surg. **O jornal britânico de cirurgia**, v. 105, n. 8, p. 927, 2018. Available from: https://academic.oup.com/bjs/article/105/8/927/6095422. Access on: 26 Mar. 2021. https://doi.org/10.1002/bjs.10907.

WORLD HEALTH ORGANIZATION – WHO. The conceptual framework for the International Classification for Patient Safety. Version 1.1. Final Technical Report. WHO; 2009. Availablefrom: www.who.int/en/3. *In*: SEXTON, J. B.; HELMREICH, R. L.; NEILANDS, T. B.; ROWAN K.; VELLA K.; BOYDEN J. **The Safety Attitudes Questionnaire**: psychometric properties, benchmarking data, and emerging research. BMC Health Serv. Access on: 20 março. 2021.

WORLD HEALTH ORGANIZATION (CH) WHO. **Guidelines for safe surgery** 2009: safe surgery saves vives. Geneva: WHO; 2009 [cited 2020 Nov 25]. Available from: http://apps.who.int/iris/bitstream/10665/44185/1/9789241598552_eng.pdf. Access on: 20 de fevereiro de 2021.

CAPÍTULO 9
ASPECTOS SOCIAIS E PSICOLÓGICOS DO SUICÍDIO

Ilckmans Bergma Mugarte
Marcelo Moreira Neumann
Bruna da Silva Duarte Oliveira
Karla Ferraz dos Anjos

Introdução

O propósito desse estudo de reflexão é tecer considerações sobre o suicídio e apontar nexos psicológicos e sociais que favorecem o comportamento suicida. Ao considerar que o suicídio representa 1,4% de todas as mortes em todo o mundo, de acordo com os dados do Ministério da Saúde e da Organização Mundial da Saúde, nos últimos anos têm ocorrido um crescimento demasiado dos casos de morte por suicídio no Brasil (BOTEGA, 2014; OMS, 2014). A partir de uma análise contextual é fundamental compreender as situações e estabelecer os elementos que contribuem para a ideação e para o ato suicida.

A compreensão do suicídio do ponto de vista psicológico e social e os fatores que indicam este aumento, torna-se essencial. Sob os aspectos sociais do suicídio, verifica-se como explicação que a gênese está na maneira como o indivíduo se relaciona com a sociedade a qual pertence. Durkheim, ao contrário das discussões de seu tempo, preconizava que o cerne da questão do suicídio é um ato individual, mas suas origens são sociais. As articulações entre estes dois polos influenciam a gênese do suicídio pela discussão em torno das definições, bem como dos aspectos sociais e biológicos que circundam esse fenômeno (SOLOMON, 2014; BOTEGA, 2014).

O suicídio, como um fenômeno histórico, sempre esteve atrelado ou determinado culturalmente aos aspectos individuais, mas sabe-se que, em certas ocasiões as influências são sociais e reguladas pelo costume de uma sociedade. A existência em sociedade faz com que os indivíduos estejam em competição permanente, causando sofrimento e dualidades por situar a pessoa de maneira desproporcional na ordem de suas aspirações e satisfações com a vida (ARON, 2003).

Baseado nesta premissa, Max já destacava em seus textos de que o suicídio tinha uma abrangência em todas das classes sociais e não era limitável às condições econômicas, afetava tanto os que vivem em condições miseráveis quanto os mais ricos e, por isso seria essencial trabalhar para uma reforma da sociedade já que: "O número anual de suicídio, aquele que entre nós é tido como uma média normal e periódica, deve ser considerado como um sintoma da organização deficiente da nossa sociedade" (MAX/PEUCHET, 2006, p. 23-24).

Segundo Durkheim, existe uma predisposição da sociedade em propiciar um agrupamento de mortes voluntárias e, a análise deve envolver todo o processo social e não só os fatores que afetam o indivíduo de maneira isolada, já que cada sociedade possui um histórico que se conecta às atitudes em direção ao suicídio.

O suicídio como fenômeno psíquico, está relacionado à ordem subjetiva, refere-se ao que existe em cada indivíduo, ao que se revela a partir de uma história singular, única, determinando que cada sofrimento tem sua conotação existencial, abrangendo diversos significados pessoais, particulares e que nem sempre são compreensíveis e muitas vezes são incompreendidos. Para Fairbairn (1999), nas diversas formas de suicídio, deve-se compreender e valorizar as intenções do indivíduo, aquilo que ele valoriza, deseja e tem como expectativa neste ato. Para o autor, a ação do suicida nem sempre é uma pretensão para morrer, mas pode ser um contraste ao que se busca realizar ou que deixou de buscar.

O suicídio é uma questão complexa e de difícil definição, permeado em decorrência da interação de múltiplos fatores biológicos, psicológicos e sociais. Tão logo, o suicídio se encaixa na ordem biopsicossocial, com múltiplos fatores de risco. Refere-se às condições de vida, eventos estressores, problemas interpessoais no trabalho, conflitos familiares, abuso físico e sexual na infância, inexistência de suporte social (BABISS; GANGWISCH, 2010). Nesse ínterim, a frequência dos fatores de risco e o distanciamento de formas de proteção ampliam as probabilidades de soluções negativas que aumentam a vulnerabilidade para o desenvolvimento de problemas de ordens sociais e psíquicas que culminam em atitudes trágicas de suicídio (PEREIRA et al., 2018).

A palavra suicídio origina-se do latim e significa: *sui* (de si mesmo) e *caedĕre* (matar), ou seja, matar a si mesmo. De acordo com a Organização Mundial da Saúde (OMS), suicídio é definido como o ato de se matar deliberadamente. Já a tentativa de suicídio indica qualquer comportamento suicida e refere-se ao envenenamento auto infligido, lesão ou automutilação que pode ou não ter uma intenção ou resultado fatal (WHO, 2014). Para efeito deste estudo, utilizaremos a expressão "comportamento suicida" para referirmo-nos tanto à ideação suicida quanto ao ato suicida, o que inclui a tentativa de suicídio, com ou sem resultado fatal.

Considerado como uma epidemia global pela OMS, estima-se que em 2012 houve 804.000 mortes por suicídio no mundo todo, representando a taxa de suicídio anual global padronizada de 11,4 por 100.000 habitantes. Esta taxa varia de modo importante quando a referência é o sexo. Estima-se que os números se encontram em torno de 15 para os homens e 8 para as mulheres por 100.000 habitantes (WHO, 2014).

No Brasil, de acordo com dados divulgados pelo Ministério da Saúde, no período compreendido entre os anos de 2011 a 2015 foram registrados 55.649 óbitos por suicídio. Com uma média de 5,5 mortes por suicídio a cada 100.000 habitantes, este número altera-se quando se faz a distinção por sexo, de modo que se registrou uma média de 8,7 mortes para os homens e 2,4 para as mulheres. Observou-se, ainda, um crescimento significativo de morte por suicídio a cada ano (BRASIL, 2017).

Diante de tais números, se torna urgente esforços para elucidar, e, em consequência, auxiliar na prevenção do suicídio. Em virtude disso, a proposta desta pesquisa vai ao encontro das políticas públicas em âmbito nacional e internacional para a compreensão do suicídio como fenômeno ao mesmo tempo individual e social. Parte-se da hipótese de que a sociedade atual possui elementos que a tornam particularmente propícia ao ato e à ideação suicida. Nessa perspectiva, este estudo objetiva refletir sobre aspectos sociais e psicológicos do suicídio.

Suicídio e epidemiologia

O suicídio é considerado um grave problema de saúde pública que pode ser evitado com ações nacionais e ampla estratégia multissetorial. No mundo, conforme a Organização Pan-Americana de Saúde (OPAS) e Organização Mundial de Saúde (OMS), anualmente, em média 800 mil pessoas tiram a própria vida e um número ainda maior de indivíduos tenta suicídio (OPAS/OMS, 2020).

Entre as causas do suicídio está a associação com os problemas de saúde mental, assim como esse fenômeno ocorre quando as pessoas se encontram em momentos de crise, quando existem problemas econômicos, com o fim de algum relacionamento, dor crônica ou doença (ONU NEWS, 2019). Mundialmente, entre os métodos mais comuns para a sua efetivação está o enforcamento, o envenenamento por pesticidas e o uso de armas de fogo. Conhecer os métodos mais utilizados é fundamental para planejar estratégias preventivas desse problema de saúde pública (ONU NEWS, 2019; BRASIL, 2019; OPAS/OMS, 2020).

A configuração epidemiológica do suicídio analisa os aspectos que evidenciam dados referentes às informações e os acessos a conhecimentos precisos nas estatísticas oficiais, já que muitos dos "comportamentos suicidas" podem não contemplar casos efetivos e, muitas vezes não são registrados. Para Botega (2014), as elevadas taxas de subnotificações do suicídio configuram e mesclam a falta de precisão entre os registros de ideações e tentativas de suicídio. Sabe-se que o suicídio entre adolescentes e jovens adultos vem se caracterizando como um padrão epidêmico (RENDANIEL, 2011).

Neste contexto, a adolescência e a juventude fazem parte de uma triste estatística: o alto índice de mortes por suicídio no mundo e no Brasil. Segundo a OMS (2018), o suicídio é a segunda causa de mortes em adolescentes e jovens no mundo e em alguns países é a primeira causa, na qual atinge um grupo que varia entre o final da infância e o começo da fase adulta (de 10 à 24 anos).

O déficit de estudo epidemiológico para avaliar a associação entre causas de suicídio externas registradas e a intencionalidade indeterminada constituem um dos principais obstáculos para o estabelecimento de um panorama epidemiológico fidedigno. As evidências que sustentam a causalidade dos óbitos diferem ao que de fato ocorrem na realidade (MELLO JORGE *et al.*, 2002).

No Brasil, os estudos epidemiológicos do suicídio variam entre as regiões brasileiras e nos perfis dos indivíduos. A análise da rede interagencial de informação da saúde – RIPSA, traz indicadores básicos na melhoria da qualidade dos dados de notificação do suicídio, além de destacar a importância para o desenvolvimento de uma política de saúde focada na prevenção do suicídio. Os dados sólidos e confiáveis são condições imprescindíveis para a interação e manejo do suicídio às instâncias de vigilância à saúde, a fim de promover ações que atinjam as populações de risco. Destaca-se neste contexto, a necessidade de ampliar o acesso adequado às informações relacionadas a este fenômeno, a partir de notificações de qualquer natureza, a nível classificatório com a intenção de minimizar o impacto das mortes e evitar novos episódios (RIPSA, 2008).

O Sistema de Informação sobre Mortalidade (SIM), desenvolvido pelo Ministério da Saúde (MS), unifica mais de quarenta modelos de instrumentos para coletar dados sobre mortalidade no país. Esse sistema constrói indicadores e processa análises epidemiológicas que permitem uma gestão de saúde em relação ao suicídio, com a finalidade de descentralização na coleta de dados, ampliando esta responsabilidade na distribuição e atribuição aos estados, municípios e suas respectivas secretarias de saúde (BRASIL, 2014a).

O perfil epidemiológico entre as pessoas que tentam suicídio e àquelas que evoluem ao óbito no Brasil, está entre os jovens de 15 a 29 anos. O Instituto de Pesquisa Econômica Aplicada – IPEA, destaca o suicídio, nesta faixa etária, como segunda causa de morte no período de 2011 a 2016. Com dados tão alarmantes, a Organização Mundial da Saúde (OMS) definiu, em seu Plano de Ação em Saúde Mental 2013-2020, uma estratégia para reduzir em 10% a taxa de suicídios até 2020 (OMS, 2017).

Fato que o suicídio ocorre durante todo o curso de vida e, no ano de 2016 foi a segunda principal causa de morte entre jovens de 15 a 29 anos em todo o mundo (OPAS/OMS, 2020). Nesse ano a taxa global de suicídio foi de 10,5 mortes por cada 100 mil pessoas, com variação ampla, de cinco mortes em 100 mil em alguns países até mais de 30 por 100 mil (ONU NEWS, 2019). Este fenômeno ocorre em todas as regiões do mundo e, 79% dos suicídios ocorreram em países de baixa e média renda (OPAS/OMS, 2020), contudo, os países de elevada renda apresentaram taxa mais alta, em torno de 11,5 casos por 100 mil habitantes (OPAS/OMS, 2020).

No Brasil, entre os anos de 2007 e 2016, foram registrados 106.374 óbitos por suicídio, com taxa geral de mortalidade de 5,3/100 mil habitantes, com variação de 5,1 em 2007 e 5,5 em 2016. O risco de suicídio no sexo masculino (8,6/100 mil) foi, aproximadamente, quatro vezes maior que no feminino (2,3/100 mil). Em ambos os sexos, nesse período, o risco aumentou, sendo o crescimento da taxa de 1,7/100 mil para o sexo masculino e de 0,4/100 mil para o feminino. As maiores taxas de mortalidade para o sexo feminino foram observadas nos estados de Roraima (7,0), Piauí (4,6) e Santa Catarina (4,4), e para o sexo masculino foi o Piauí (16,6), Roraima (15,4) e o Rio Grande do Sul (15,2) (BRASIL, 2019).

No Brasil, ao analisar os óbitos por suicídio de acordo a faixa etária e raça/cor da pele, nota-se maiores proporções na população negra (preta e parda) de até 49 anos de idade. A partir de 50 anos, as maiores proporções foram observadas na população branca. No período, houve 22 óbitos de crianças de 5 a 9 anos, sendo 7 brancas e 15 negras. Quanto à situação conjugal, as maiores proporções ocorreram no grupo de solteiros, viúvos e divorciados, em ambos os sexos (feminino, 70,2%; masculino, 66,7%) (BRASIL, 2019).

Contribuições teóricas para a compreensão do suicídio

Estudiosos têm apontado fatores associados ao suicídio, dos quais tem-se os aspectos sociais e psicológicos. Nesta perspectiva será contextualizado sobre a temática de forma a contemplar o objetivo proposto e propiciar reflexões.

Aspectos sociais psicológicos associados ao suicídio de acordo teóricos

Não por acaso, na história do pensamento ocidental moderno vários autores se dedicaram ao tema do suicídio, dos quais, Émile Durkheim, Karl Marx e Albert Camus. Apesar de distintas orientações teóricas, o que se observa é uma inquestionável vinculação entre o suicídio e as condições de vida.

O suicídio – Émile Durkheim

O livro "O suicídio" (1897) de Durkheim representa um dos estudos sociológicos mais expressivos a respeito da temática. Para ele, o suicídio diz respeito a um fato social e "[...] deve ser tratado como um fato que somente pode ser explicado plenamente em termos sociológicos, e não por motivações pessoais dos atos de autodestruição; a unidade de análise é a sociedade e não o indivíduo" (DURKHIEM, 2000).

Durkheim apresenta uma definição do suicídio descrevendo como "toda morte que resulta mediata ou imediatamente de um ato positivo ou negativo, realizado pela própria vítima e que ela saiba que produzirá esse resultado" (DURKHEIM, 2000, p. 14). Sendo assim, há suicídio quando a vítima, no momento em que comete o ato, sabe o que pode resultar dele.

A fim de abordar o suicídio como uma causa social e não individual, Durkheim afirma que:

> [...] em vez de enxergá-los apenas como acontecimentos particulares, isolados uns dos outros e cada um exigindo um exame à parte, considerarmos o conjunto dos suicídios cometidos numa determinada sociedade durante uma determinada unidade de tempo, constataremos que o total assim obtido não é uma simples soma de unidades independentes, uma coleção, mas que constitui por si mesmo um fato novo e *sui generis,* que tem sua unidade e sua individualidade, por conseguinte sua natureza própria, e que, além do mais, essa natureza é eminentemente social (DURKHIEM, 2000, p. 17).

A partir de sua análise, constatou que cada sociedade está predisposta a fornecer um contingente determinado de mortes voluntárias, sendo essa predisposição um objeto de um estudo sociológico (DURKHEIM, 2000).

Nesse sentido, ao fazer uma investigação sociológica sobre o suicídio, Durkheim aborda três principais questões, sendo elas, as causas extra sociais, como fatores psicopáticos, climáticos, hereditários e de imitação, as causas sociais, buscando compreender a maneira pela qual produzem seus efeitos e relações com situações individuais, distinguindo três tipos de suicídio e por fim, o suicídio como um fenômeno social em geral, isto é, as relações com outros fatos sociais.

Durkheim não descarta a hipótese de que os fatores extra sociais possuam influência na questão do suicídio, tais como as patologias, a raça, a hereditariedade, fatores cósmicos e a imitação, porém, afirma que estas não são suficientes para explicar o suicídio.

Além disso, classifica o suicídio em três tipos: o suicídio egoísta, que seria motivado por um isolamento exagerado do indivíduo em relação a sociedade, que consequentemente o transforma em um solitário marginalizado, que não possui laços suficientemente sólidos com o grupo social, o suicídio altruísta, em que o ser humano não está mais desligado da sociedade, mas está demasiadamente ligado à ela e o suicídio anômico, em que o indivíduo não soube aceitar os limites morais que a sociedade impõe, e possui demandas muito acima de suas possibilidades reais, caindo, portanto, no desespero (DURKHEIM, 2000).

Para Durkheim, a principal causa do suicídio está relacionado à anomia, assinalando que o bem-estar ou felicidade do indivíduo só é possível se houver equilíbrio entre suas expectativas, suas exigências e os meios socialmente acordados, sendo a falta de regulamentação dessas características um cenário potencializador do suicídio. Portando, ao analisar diversos aspectos na sociedade, tais como religião, família, política, economia, entre outros supracitados, concluiu que os aspectos sociológicos influenciam de forma direta na decisão do ato de suicídio de um indivíduo.

Sobre o Suicídio – Karl Marx

No livro "Sobre o suicídio" (1864), Karl Marx apresenta a partir de casos policiais de suicídio uma crítica a estrutura social estabelecida relacionando-a com vida privada, a obra aponta o suicídio como um sintoma de uma sociedade doente que necessita de mudanças. São descritos três casos de suicídios, sendo dois de mulheres e um de homem, analisando como a questão do suicídio vai além de um sofrimento interno de cada pessoa, mas se trata também de influências externas da sociedade.

Um dos casos de suicídio citado no texto é de uma mulher que foi trancafiada pelo seu próprio marido que era violento e tinha um ciúme doentio, privando-a de várias atividades, bem como o contato com outras pessoas, à frente de tanto sofrimento ela decidiu tirar sua própria vida. Diante desse caso, pode-se observar a opressão existente nas relações sociais, determinadas por uma estrutura social que causa aos indivíduos mal-estar e sofrimento, a ponto de verem o suicídio como último recurso contra os males da vida privada.

Além disso, Marx critica a visão do suicídio como algo antinatural, afirmando que um comportamento tão recorrente não pode de forma alguma ser considerado antinatural, mas pelo contrário, é natural da sociedade capitalista gerar muitos suicídios, uma vez que as relações nesse sistema são baseadas em múltiplos aspectos opressivos. Portanto, não é suficiente criticar somente a exploração econômica existente, mas também questões que não são diretamente econômicas, assumindo um caráter social e ético que diz respeito a vida privada dos indivíduos.

A obra critica também a forma que é estabelecida as relações entre os indivíduos na sociedade moderna.

> Cada indivíduo está isolado dos demais, é um entre milhões, numa espécie de solidão em massa. As pessoas agem entre si como estranhas, numa relação de hostilidade mútua: nessa sociedade de luta e competição impiedosas, de guerra de todos contra todos, somente resta ao indivíduo é ser vítima ou carrasco. Eis, portanto, o contexto social que explica o desespero e o suicídio (MARX, 2006, p. 16).

Trazendo para um contexto atual, pode-se observar as mesmas características supracitadas, porém em uma nova forma que pode ser percebida nas relações entre as pessoas nas redes sociais. Na contemporaneidade, tem havido um distanciamento entre os indivíduos, os diálogos e as discussões têm diminuído, assim como a empatia (RODRIGUES; BARBOSA, 2018, p. 2). O acesso às redes sociais traz consigo um mundo de aparências, onde existe uma disputa entre as pessoas por números, seja de visualizações ou curtidas, o culto ao individualismo e também a busca de felicidade, felicidade esta que está vinculada às formas de consumo pregadas pelo capitalismo (SANTOS, 2016).

> A era contemporânea contribui para que as pessoas sejam mais frias, vive-se para o aqui e o agora, o ser está vinculado ao ter, a felicidade se tornou sinônimo de ter e o capitalismo reforça continuamente essa ideia através das propagandas que visam fazer com que o indivíduo esteja cada vez mais escravizado pelo sistema e mais distante do seu eu (RODRIGUES; BARBOSA, 2018, p. 4).

Em uma passagem particularmente instigante de seu "Sobre o suicídio", Marx afirma que "Certamente, para todos aqueles que não reduzem o espírito pleno das palavras às letras que as formam, esse suicídio foi um assassinato" (MARX, 2006, p. 44). Aqui refere-se às ações de um marido ciumento. Apesar de, neste caso, referir-se às relações particulares de um casal, o que se evidencia é o fato de que as causas de suicídios se encontram mais nas relações possíveis sob o modo de produção capitalista do que propriamente a relações particulares. Ou, dito de outra forma, as próprias relações consideradas particulares atualmente possíveis, são o produto das forças objetivas atualmente em voga.

Esta afirmação implica em compreender que a "decisão" pelo suicídio é mais do que apenas uma manifestação de ações individuais, mas que encontramos sua causa primeira na sociedade. A esse respeito Marx é categórico:

"o que é contra a natureza não acontece. Ao contrário, está na natureza de nossa sociedade gerar muitos suicídios" (MARX, 2006, p. 25).

Decerto que a desproporção de forças entre a totalidade e os indivíduos particulares sempre existiu, no entanto é flagrante o nível a que essa desproporção chegou em nossa época. Se o que se chama de liberdade de escolha fosse algo substancialmente ainda existente, talvez não estivéssemos presenciando o aumento sistemático de mortes por suicídio.

O absurdo e o suicídio – Albert Camus

O mito de Sísifo trata-se de uma narrativa da mitologia grega, em que Sísifo foi condenado por deuses a repetir a tarefa de empurrar uma rocha até o cume de uma montanha eternamente, sendo que, todas as vezes que que chegasse ao topo, a rocha rolava novamente montanha abaixo, tornando inválido todo esforço de Sísifo de levar a rocha até topo.

Em seu ensaio sobre o absurdo, O Mito de Sísifo (1941), Albert Camus aponta que "só existe um problema filosófico realmente sério: é o suicídio. Julgar se a vida vale ou não vale a pena ser vivida é responder à questão fundamental da filosofia" (CAMUS, 1942, p. 7), acrescenta ainda que, "o suicídio sempre foi tratado somente como um fenômeno social. Ao invés disso, aqui se trata, para começar, da relação entre o pensamento individual e o suicídio. Um gesto como este se prepara no silêncio do coração" (CAMUS, 1942, p. 8). Sendo assim, analisa o suicídio partindo da ideia de que as pessoas o consideram como uma solução para o absurdo que as cercam.

Nesse sentido, Camus (1942, p. 9) apresenta uma ideia central sobre o absurdo:

> Um mundo que se pode explicar mesmo com parcas razões é um mundo familiar. Ao contrário, porém, num universo subitamente privado de luzes ou ilusões, o homem se sente um estrangeiro. Esse exílio não tem saída, pois é destituído das lembranças de uma pátria distante ou da esperança de uma terra prometida. Esse divórcio entre o homem e sua vida, entre o ator e seu cenário, é que é propriamente o sentimento da absurdidade (CAMUS, 1942, p. 9).

A experiência do absurdo se torna arriscada para o ser humano, uma vez que seus objetivos para o futuro não vão sendo idealizadas, e viver passa a ser um ato sem expectativas, numa monotonia. Levado pelo cotidiano, o indivíduo cria uma rotina de vida e não faz da existência um tempo de profundas experiências, mas deixa-se levar pela melancolia de um absurdo, perdendo o sentido da existência, assim como aconteceu com Sísifo.

> Os deuses tinham condenado Sísifo a rolar um rochedo incessantemente até o cimo de uma montanha, de onde a pedra caía de novo por seu próprio peso. Eles tinham pensado, com as suas razões, que não existe punição mais terrível do que o trabalho inútil e sem esperança (CAMUS, 1942, p. 85).

O suicídio, portanto, é uma falsa esperança de conseguir acabar com o absurdo.

> Muitas pessoas morrem por achar que a vida não vale a pena ser vivida. Vejo outras que paradoxalmente se fazem matar pelas ideias ou as ilusões que lhes proporcionam uma razão de viver (o que se chama uma razão de viver é, ao mesmo tempo, uma excelente razão para morrer). Julgo, portanto, que o sentido da vida é a questão mais decisiva de todas. (CAMUS, 1942, p. 8).

Com base nisso, é possível observar que uma vez que se perde o sentido da vida, e acredita-se que ela não merece ser vivida, é deixar-se ser tomado pelo absurdo, sendo o primeiro passo para ser consumido pela ideia do suicídio. O que motiva uma pessoa a viver é a esperança, isto é, encontrar outros caminhos, a busca por sentindo, uma vez que se perde esse objeto o indivíduo encontra-se diante de um mundo complexo e incompreensível. Para Camus, *o único verdadeiro papel do homem, nascido em um mundo absurdo, é viver, ter consciência de sua vida, de sua revolta, de sua liberdade, sendo assim, é necessário primeiramente que o indivíduo aceite a absurdidade pelo qual é cercado, utilizando essa falta de sentindo como um estímulo à vida.*

O ato de tirar a própria vida pode variar conforme a história e a cultura de cada país ou povo, e os motivos podem variar entre as faixas do desenvolvimento biopsicossocial. Soma-se as diferenças entre os adolescentes/jovens, dos adultos e idosos, devido as diferentes exigências do meio social e de suas responsabilidades, como aponta as teorias sociais.

Do ponto de vista da medicina, a literatura traz alguns quadros comportamentais ou sintomatológicos como depressão, ansiedade e outros transtornos de saúde mental que podem ser desencadeantes para o suicídio (SANTA; CANTILINO, 2016). Outros fatores associados ao suicídio e as tentativas de suicídio, são: conflitos familiares, violência doméstica ou intrafamiliar, bullying, dificuldades financeiras, trabalho (falta ou excesso), uso de substâncias psicoativas e antecedentes de tentativas de suicídio. O abuso sexual pode ser enquadrado na violência doméstica e também ganha destaque nos estudos científicos sobre o suicídio (RIBEIRO, 2019).

Segundo *Brazilian Journal of health Review* de Aquino *et al.* (2020) os fatores de risco de suicídio entre crianças e adolescentes estão associados aos: transtornos mentais, automutilação, *bullying* e mídias sociais, disfunções familiares, abusos sexuais, genética, álcool e drogas, e destaca as ações preventivas para impedir o ato.

Em síntese, pode-se separar as causas do suicídio em endógenas como os transtornos mentais e a genética do indivíduo e as causas exógenas como: conflitos e disfunções familiares, violência doméstica (abusos sexuais), bullying e a influência das mídias sociais, dificuldades financeiras, trabalho (falta/excesso) e o uso/abuso de substâncias psicoativas como o Álcool e as drogas. Do ponto de vista comportamental e quadro clínico do indivíduo destaca-se: tentativas de suicídio recorrentes, automutilação, sintomas de ansiedade e depressão.

Já as diversas correntes teóricas da psicologia como a psicanálise, a comportamental, a existencialista, entre outras, nos fornece explicações lógicas sobre o suicídio. Entretanto são as experiências individuais e seus avatares vividos na primeira infância, pode nos dar alguns elementos para compreender o fenômeno. Assim, a partir da visão de Axel Honneth e Winnicott pode-se aprofundar alguns dos aspectos psicológicos do suicídio e relacioná-los com as causas exógenas do problema.

Honneth é um expoente da nova geração da Escola de Frankfurt junto com J. Habermas, propõe uma nova interpretação da Teoria do Reconhecimento discutida inicialmente por Hegel. Do ponto visto de uma ética humana e de um reconhecimento intersubjetivo, defende três formas de reconhecimento: o amor, o direito e a solidariedade.

O autor baseia-se nos estudos de Winnicott para discutir a questão do amor e da amizade (HONNETH, 2003). Explanando que o amor é o investimento libidinal da mãe para o bebê e as necessidades do próprio recém-nascido em se autoconservar, gera uma simbiose e fase em que há uma indiferenciação. Ao se voltar para o mundo social a mãe vai rompendo com essa fase e a criança vai apreendendo que mãe é diferente dele e que ela não está somente a sua disposição. Na "dependência relativa" a criança desenvolve a capacidade afetiva, e reconhece o outro como um ser independente, permitindo a maturação de dois mecanismos psíquicos: a destruição e os fenômenos e objetos transicionais. Em síntese quando a mãe transmite confiança e dedicação nesta fase a criança desenvolve sua autoconfiança. O amor é o fundamento da autoconfiança e a forma mais elementar de reconhecimento.

Quando o ambiente é ameaçador, com alta incidência de violência doméstica, conflitos familiares que desagregam as relações interfamiliares, viola a integridade física e psicológica do indivíduo, há um desrespeito que pode influenciar no seu reconhecimento. A primeira infância (entre 0 e 06 anos) é fundamental para permitir o pleno desenvolvimento da personalidade e futuramente ajuda nos processos de subjetivação, assim qualquer ataque a criança nesta fase pode gerar na vida madura problemas de ordem emocional, inclusive as possibilidades de tirar a própria vida.

Na ideia da teoria do reconhecimento, o direito também é um aspecto importante por respeitar a autonomia do outro. O indivíduo é portador de direitos e quando há uma negação destrói a possibilidade do autorrespeito, à medida que infringe ao sujeito o sentimento de não possuir o status de igualdade.

Como foi visto, na medida em que as mulheres, negros, indígenas e outros grupos sociais são tratados de maneira assimétrica permite a esses indivíduos lutar pelo reconhecimento social. Porém, algumas pessoas ao invés de tornar como uma luta, passa agir destrutivamente contra si mesmos.

Na última esfera de reconhecimento Honneth (2003), reflete sobre a solidariedade (ou eticidade), na qual há uma aceitação recíproca da comunidade em relação as qualidades individuais. Ter o reconhecimento social das capacidades do indivíduo fortalece a confiança e a autoestima. A luta é por esse reconhecimento intersubjetivo de sua identidade e o desrespeito são ofensas que podem afetar os sentimentos de honra, dignidade e afetar a autoestima do indivíduo.

Por meio da obra de Honneth (2003) pode-se pensar na luta por reconhecimento intersubjetivo, que se inicia pela experiência do desrespeito e a autorrealização do indivíduo. Pela experiência do amor desenvolve a autoconfiança, do direito o autorrespeito e na solidariedade, a autoestima (SALVADORI, 2011). Em todas essas formas de eticidade têm relação pelas situações históricas concretas da sociedade, assim um fenômeno social como o suicídio só aumenta porque há graves violações na vida dos indivíduos.

Outras questões hodiernas podem influenciar também na violência autoprovocada, como: o isolamento físico/social, questões étnicas/raciais, o machismo estrutural e as questões de gênero.

O isolamento físico/social é um fenômeno mais visível nos dias atuais em razão da pandemia do coronavírus, mas o processo de abundância gerado nas sociedades, permitiu o conforto e uma pretensa segurança, afastando o homem da participação na esfera pública. O ermitão, por exemplo é um indivíduo que optou em ficar só para não lidar com o mal-estar advindo das relações com outros seres humanos. O isolamento é um lenitivo que abranda o sofrimento do indivíduo de viver com outros pessoas, mas é uma opção individual. Por outro lado, nas sociedades totalitárias, baseadas na ideologia do terror e no medo, o indivíduo perde sua liberdade, sua espontaneidade e a capacidade de comunicar com os outros, vive na solidão com receio que algo lhe possa ocorrer (ARENDT, 1989).

Os seres humanos são seres sociais, a interdependência nos relacionamentos nos obriga a viver em comunidade e/ou grupos, muito para a nossa manutenção e autoconservação. Assim, muitas pessoas sofrem quando são impedidas de se relacionar o que pode permitir atuações da pulsão de morte e o desejo de autodestruição

No que tange aos aspectos étnicos/raciais, pode-se destacar a perseguição aos judeus, negros e indígenas:

> Um esquema confirmado pela história de todas as perseguições é que a ira se dirige contra os fracos, sobretudo contra aqueles que são julgados socialmente débeis e, ao mesmo tempo – com ou sem razão- felizes (ADORNO, 1995, p. 122).

O primeiro grupo sempre sofreu perseguições pelos católicos, mas nenhum momento da história matou-se tanto como no período nazista e o genocídio só ficou mais evidenciado após a vitória dos países aliados.

Na época o suicídio era comum como forma de escapar da dominação nazista, como ocorreu com o frankfurtiano Walter Benjamin, na qual seu suicídio significou sua própria filosofia "A esperança só é nos dada em função dos desesperados" (*apud* ADORNO, 1998). Seu suicídio é o ato desespero, pois não havia qualquer esperança no nazismo, assim pode-se tratar que sua vida como suas obras são formas de resistência a violência e a barbárie.

Já os negros foram traficados como escravos para os países ricos e depois da abolição da escravatura, foram abandonados e marginalizados pela sociedade branca, mantendo historicamente mecanismos de opressão por meio da discriminação e preconceito.

Segundo Aguiar (2012), o suicídio na população negra é muito forte pela carga depositada pelas questões sociais. Os jovens negros brasileiros apresentam dificuldades para alcançar o referencial "comum", baseado na cultural europeia que desvaloriza o cidadão afro-brasileira.

A população indígena, também apresenta altas taxas de suicídio, isto porque há forte ameaça sobre seus territórios, gerando insegurança, falta de perspectivas e o desenraizamento cultural e social. Por exemplo, Palma *et al.* (2020) refletem: "A desagregação cultural e o desarranjo interno do grupo, com a contribuição da não passagem dos jovens pelo rito de iniciação na transição para a fase adulta, também são fatores que contribuem para o suicídio dos Guarani/Kaiowá" (GRUBITS; FREIRE; NORLEGA, 2011, p. 517). O machismo estrutural está ligado à estrutura da sociedade e suas formas de repressão e opressão e tem relação com o patriarcado e o poder histórico do gênero masculino sobre as mulheres, permitindo formas de violência como o chauvinismo e a misoginia.

Estudos têm demonstrado que a mulher atenta mais contra a sua vida, muitas vezes por viver com companheiros abusivos e opressivos que cometem a violência física, moral, psicológica e patrimonial. As tentativas de suicídio e automutilação são maneiras de escapar da tortura imposta pelo poder dos homens.

Por outro lado, Baere e Zanello (2020) analisaram artigos de relatos de sofrimento psíquico de homens homossexuais, bissexuais e heterossexuais com discurso de tentativas de suicídio. A estatísticas brasileiras trazem que o número de óbitos na população masculina é de três a quatro vezes maior que a população feminina, sendo que os homens utilizam de métodos mais agressivos para sua aniquilação.

Nas populações homossexuais, a falta de apoio familiar aliado ao preconceito e a discriminação social aumenta as tensões sobre o indivíduo, demonstrando que a sociedade vive ainda sob a égide dos tabus sexuais com a perseguição aos indivíduos que representam uma pretensa liberdade sexual (ADORNO, 2015).

As discussões atuais sobre as "masculinidades" colocam em xeque o padrão heteronormativo da cultura, aliado os aspectos ideológicos de força, virilidade e trabalhador/provedor da família. A dominação e o poder do macho historicamente constituído entraram em declínio com a nova posição da mulher na cultura a partir dos anos de 1960. As pílulas anticoncepcionais, a busca do prazer e a "emancipação" feminina em relação a escolarização e ao trabalho, fizeram que surgisse um reposicionamento do homem na sociedade.

Assim, observa-se que os homens heterossexuais também perdem seu protagonismo e seu papel imposto socialmente, sua fraqueza, significa sua impotência, sua castração, um interdito cultural que gera rupturas no seu modo de ser/ estar e comportar. Desde muito tempo a ideia de caçador e mais tardiamente de trabalhador, impôs um modelo a ser reproduzido, na qual não existe a identidade masculina sem a repetição do modelo introduzido. Então, não é incomum que homens aposentados perdem o sentido da vida porque nunca pôde ser outra coisa senão o próprio trabalho.

Pensando nisso, autores como Cutler, Glaeser e Norberg (2001) já alertavam quanto ao episódio do suicídio poder gerar um efeito de contágio, prevendo que no Brasil, ainda que tenha menores taxas de suicídio entre os países emergentes, apresenta tendência de agravamento do problema. Pinto et al. (2017) já observaram em análises no período de 2004 a 2014, que as taxas de suicídios mantiveram uma tendência de crescimento em todas as regiões brasileiras, saltando de 4,6/100 mil em 2004 para 5,7/100 mil em 2014 (PINTO et al., 2017, p. 205). Evidencia-se existir muitas lacunas relativas ao suicídio que ainda precisam ser preenchidas. Uma das principais questões em aberto, é a ausência de métodos com distribuição de dados uniformes e que permitam descrever padrões para identificar diferentes alertas de instabilidades em direção às tentativas de suicídio. Uma vez que estas lacunas passam a ser preenchidas, podem surgir informações técnicas relevantes que justifiquem alterações de estratégias, mudanças ou criação de legislações específicas e diretrizes nacionais, já que o denominador do «efeito contágio», de atentar contra a própria vida, pode afetar o comportamento de outros indivíduos sob as mesmas condições psicológicas, socioeconômicas e culturais.

Considerações finais

O suicídio, fenômeno histórico e atual, representa um grave problema de saúde pública mundial devido à magnitude e ao aumento de casos nos últimos anos. Este fenômeno tem causa multifatorial como as relacionadas aos aspectos psicológico e social, gênero, raça/etnia, cultura, condições de vida e econômica. As implicações desta prática são de responsabilidades ligadas ao Estado, à família e à sociedade de maneira variada.

Nas diversas formas de suicídio, ações internacionais e intersetoriais têm sido propostas para sua prevenção e/ou redução de casos e, particularmente, exigem intervenções emergentes quando se trata de adolescentes e jovens, grupos etários considerados potencialmente ativos na economia de cada país, que tem ampliado a quantidade de casos nessa faixa etária.

Foi visto que, historicamente, teóricos contribuíram para a ampliação da compreensão do suicídio enquanto problema biopsicossocial. Contudo, as teorias parecem ser concorrentes na compreensão do fenômeno do suicídio como aponta: a Teoria Psiquiátrica, que aborda a questão do suicídio ligado à uma enfermidade mental, relacionando o ato, principalmente aos quadros de depressão e outros transtornos mentais; a Teoria Sociológica, que aborda a questão do suicídio como consequência dos fatores sociais, em relação aos níveis de aceitação, desigualdades, crises econômicas etc.; a teoria Psicológica que aborda que tanto os fatores psíquicos quanto os sociais e, têm pontos de ligação ao comportamento de risco de suicídio.

Nesta reflexão crítica, pode-se assinalar que as teorias, embora concorrentes, coincidem em alguns eixos de análises. Qualquer acontecimento, vivenciado de maneira negativa, pode desencadear um fator de risco, já que o suicídio é atemporal, ou seja, faz a abstração do tempo de vida e morte, como respostas ou interpretações em relação aos problemas. Desta maneira, o suicídio pode acontecer, independentemente do tipo de personalidade, perfil, ideologia e cultura do indivíduo com predisposição ao suicídio. Sabe-se que cada sociedade está predisposta a fornecer um contingente de mortes voluntárias e, portanto, a atuação de prevenção tem que atingir um nível coletivo e não apenas individual, justamente porque há uma eclosão de fatores que podem influenciar a pessoa a cometer o suicídio de acordo com o tipo de contingência de vida em que se encontra.

É necessário compreender o impacto do efeito do contágio do suicídio, ou seja, o que pode influenciar o aumento das taxas de suicídios em determinadas localidades, caso não haja uma política de prevenção destes episódios. O que a literatura denomina de efeito contágio do suicídio ainda enfatiza a propensão de influência maior sobre os jovens.

Neste contexto, nota-se que nenhuma das teorias explicam, por si só a questão do suicídio, mas são complementares em termos de que suas análises, o que contribuem para esclarecer uma gama de fatores de riscos para o suicídio e devem ser vistas sob um olhar sistêmico, ampliando o espectro de alcance para gerar mais medidas de prevenção. Deve-se então pensar que o determinante no suicídio está sob a sua carga e sob a diferença qualitativa entre os estímulos, mais do que em relação às suas causas.

O crescimento da tendência suicida em todas as regiões brasileiras, trazem uma perspectiva alarmante e indica que o ato suicida pode variar, de maneira heterogênea, em cada região ou cultura. Sendo assim, a atuação da prevenção do suicídio deveria focar nas variáveis e nos diversos fatores de risco e não propriamente no que se traduz como causa ou explicação para o suicídio. Enfatiza-se que, a partir desta reflexão, todas as variáveis devem ser consideradas nos estudos porque são significativamente e estatisticamente importantes, além de representativas aos índices de suicídio.

A partir desta análise, sugere-se que seja potencializado mais estudos voltados às vertentes multifatoriais do suicídio, na qual engloba dados epidemiológicos e planejamento para a realização de intervenções que atinjam de maneira ampla a relação com os dados socioeconômicos, culturais e regionais dos índices de suicídio. Considera-se como dado emergencial, associar o tema de suicídio no Brasil, voltado à necessidade de soluções conectadas ao contexto social e a capacidade do Estado em intervir nesta problemática.

Além disso, embora o suicídio seja um tema mais vinculado às ciências da saúde, especialmente às áreas de psiquiatria e psicologia, evidencia-se a relevância de incluir as ciências sociais e humanas na elaboração de respostas e propostas em relação às variáveis das taxas de suicídio. Esta abordagem é considerada uma nova perspectiva capaz de auxiliar na compreensão e na prevenção dos casos de suicídio. Com esta ampliação e o fortalecimento das políticas públicas e/ou de saúde mental, haverá uma maior tendência de prevenir o aumento de mortes em boa parte dos territórios nacional e internacional, levando-se em consideração a particularidade de cada região socioeconômica e cultural do país.

REFERÊNCIAS

ADORNO, Theodor W. **Educação e emancipação**. Tradução: Wolfgang Leo Maar. Rio de Janeiro, 3. ed. Editora: Paz e Terra, 1995.

ADORNO, Theodor W. **Prismas – crítica cultural e sociedade**. São Paulo: Ática, 1998.

ADORNO, Theodor W. **Ensaios sobre Psicologia Social e Psicanálise**. São Paulo: Editora Unesp, 2015.

AGUIAR, Gilberto Orácio. **O suicídio entre jovens negros na perspectiva durkheimiana. Identidade!**, v. 17, p. 91-108, 2012.

AQUINO, Maria Luiza Andrade *et al*. Braz. J. Hea. **Análise dos fatores de risco relacionados ao comportamento suicida em crianças e adolescentes**. Rev., Curitiba, v. 3, n. 4, p. 10861-10875, jul./ago. 2020.

ARENDT, H. **Origens do totalitarismo**. São Paulo: Companhia das Letras, 1989.

ARON, R. **As etapas do pensamento sociológico**. São Paulo: Martins Fontes; 2003.

BABISS, L. A.; GANGWISCH, J. E. Sports Participation as a Protective Factor Against Depression and Suicidal Ideation in Adolescents as Mediated by Self-Esteem and Social Support. **J Dev Behav Pediatr** [Internet], v. 30, n. 5, p. 376-84, 2010.

BAÉRE, F. D; ZANELLO, V. Suicídio e masculinidades: uma análise por meio do gênero e das sexualidades. **Psicol Estud.**, v. 25, e44147, 2020. doi: 10.4025/psicolestud.v25i0.44147

BENJAMIN, W. Experiência e pobreza. *In*: **Obras escolhidas**. 8. ed. São Paulo: Brasiliense, 2012.

BOTEGA, N. J. **Comportamento suicida**: epidemiologia. Psicologia USP, São Paulo, v. 25, n. 3, p. 231-236, 2014

BRASIL. Ministério da Saúde. **Sistema de Informação Sobre Mortalidade (SIM)**. Disponível em: http://svs.aids.gov.br/cgiae/sim/. Acesso em: 28 fev. 2014. 2014a.

BRASIL. Ministério da Saúde. **Suicídio**: tentativas e óbitos por intoxicação exógena no Brasil, 2007 a 2016. Boletim Epidemiológico. Secretaria de Vigilância em Saúde. 2019.

BRASIL. Ministério da Saúde. **Perfil epidemiológico das tentativas e óbitos por suicídio no Brasil e a rede de atenção à saúde**. 2017. Disponível em: https://www.gov.br/mdh/pt-br/assuntos/acolha-a-vida/bibliografia/2017025Perfilepidemiologicodastentativaseobitosporsuicidio-noBrasilearededeatenaoasade.pdf . Acesso em: 15 abr. 2018.

BRASIL. **Política Nacional de Prevenção da Automutilação e do Suicídio, Lei 13.819**. Disponível em: http://www.planalto.gov.br/ccivil_03/_Ato2019-2022/2019/Lei/L13819.htm. Acesso em: 21 fev. 2021.

CAMUS, Albert. **O mito de sísifo**. Rio de Janeiro: Record LTDA, 1942.

CUTLER, D. M.; GLAESER, E. L.; NORBERG, K. **Explaining the rise in youth suicide**. *In*: GRUBER, J. (org.). Risky behavior among youths: an economic analysis. Chicago: University of Chicago Press, Series: (NBER-C) National Bureau of Economic Research Conference Report, 2001.

DURKHEIM, Émile. **O suicídio**: estudo de sociologia. São Paulo: Martins Fontes, 2013.

FAIRBAIRN, G. J. **Reflexos em torno do suicídio**: a linguagem e a ética do dano pessoal. Tradução de Attílio Brunetta. São Paulo: Paulus, 1999

GRUBITS S.; FREIRE HBG; NORIEGA JAV. Suicídio de jovens Guarani/Kaiowá de Mato Grosso do Sul, Brasil. **Psicol Ciênc Prof 2011**, v. 31, p. 504-17, 2011.

HONNETH, Axel. **Kampf um Anerkennung. Zur moralischen Grammatik sozialer Konflikte**. Frankfurt: Suhrkamp, 1992. Trad: HONNETH, Axel. Luta por reconhecimento; a gramática moral dos conflitos sociais. São Paulo: Ed. 34, 2003.

INSTITUTO DE PESQUISA ECONÔMICA APLICADA (BR). Agenda 2030: **ODS – metas nacionais dos objetivos de desenvolvimento sustentável [Internet]**. Brasília: Instituto de Pesquisa Econômica Aplicada; 2018 [citado 2019 abr 5]. 538 p. Disponível em: http://www.ipea.gov.br/portal/images/stories/PDFs/livros/livros/180801_ods_metas_nac_dos_obj_de_desenv_susten_propos_de_adequa.pdf

MARX, K. **Sobre o suicídio**. 1. ed. São Paulo: Boitempo, 2006.

MELLO JORGE, M. H. P.; GOTLIEB, S. L. D.; LAURENTI, R. **O Sistema de Informação sobre Mortalidade**: problemas e propostas para o seu enfrentamento II – Mortes por causas externas. Revista Brasileira de Epidemiologia. v. n. 2, p. 212-223. 2002.

ONU NEWS. Nações Unidas. **Uma pessoa comete suicídio a cada 40 segundos no mundo**. 2019. Disponível em: https://news.un.org/pt/story/2019/09/1686212

ONU NEWS. Nações Unidas. **Perto de 800 mil pessoas cometem suicídio todos os anos**. 2018. Disponível em: https://news.un.org/pt/story/2018/09/1637061

OPAS/OMS – Organização Pan-Americana de Saúde / Organização Mundial de Saúde. **Suicídio**. 2020. Disponível em: https://www.paho.org/pt/topicos/suicidio acessado em 21 de fevereiro de 2021.

PALMA, Danielly Cristina de Andrade, SANTOS, Emerson Soares dos; IGNOTTI, Eliane. **Análise dos padrões espaciais e caracterização dos suicídios no Brasil entre 1990 e 2015**. Cad Saúde Pública. v. 36, n. 4, e00092819. doi: 10.1590/0102-311x00092819

PEREIRA, A. S.; WILLHELM, A. R.; KOLLER, S. H.; Almeida, R. M. M. Fatores de risco e proteção para tentativa de suicídio na adultez emergente. **Ciência & Saúde Coletiva**, v. 23, n. 11, p. 3767-3777, 2018. Disponível em: http://www.scielo.br/pdf/csc/v23n11/1413-8123-csc-23-11-3767.pdf. Acesso em: 10 out. 2018.

PHILLIPS, D. P. The influence of suggestion on suicide: substantive and theoretical implications of the Werther effect. **State University of New York at Stony Brook American Sociological Review**, v. 39, p. 340-54, jun. 1974.

PINTO, Lélia Lessa Teixeira *et al*. Tendência de mortalidade por lesões auto-provocadas intencionalmente no Brasil no período de 2004 a 2014. **Jornal Brasileiro de Psiquiatria**, v. 66, n. 4, p. 203-210, 2017.

REDE INTERAGENCIAL DE INFORMAÇÕES PARA A SAÚDE (RIPSA). **Indicadores básicos para a saúde no Brasil**: conceitos e aplicações. Brasília: Opas, 2008.

RIBEIRO, Joaquim Hudson de Souza. Piccole farfalle: abuso sexual na infância e adolescência, suicídio e intervenção. **International Journal of Developmental and Educational Psychology**. v. 1, n. 2, p. 227-23, 2019. Disponível em: https://revista.infad.eu/index.php/IJODAEP/article/view/1691/1471. Acesso em: 19 abr. 2021.

SALVADORI, Mateus. HONNETH, Axel. **Luta por reconhecimento**: a gramática moral dos conflitos sociais. Conjectura, v. 16, n. 1, jan./abr. 2011.

SANTA, Nathália Della, CANTILINO, Amaury;. Suicídio entre Médicos e Estudantes de Medicina: Revisão de Literatura. **Rev bras. educ. med.**, v. 40, n. 4; 2016. Doi: 10.1590/1981-52712015v40n4e00262015.

CAPÍTULO 10
PRÁTICAS EDUCATIVAS PARA PROFISSIONAIS DA ATENÇÃO PRIMÁRIA À SAÚDE PARA O ATENDIMENTO DE PESSOAS TRANSEXUAIS

Alciene Pereira da Silva
Karla Ferraz dos Anjos
Rosinete Souza Barata
Renata da Silva Schulz
Daniela Barbosa Neiva Vidal
Darci Oliveira Santa Rosa

Introdução

No Brasil, a configuração do atendimento integral, voltado para a pessoa, ser humano, dotado de direitos e merecedor de respeito, tem sido uma das reivindicações das pessoas transexuais independentemente de sua classe, condição socioeconômica, gênero e orientação sexual. Desse modo, a Política Nacional de Saúde Integral de Lésbicas, Gays, Bissexuais, Travestis e Transexuais (PNSI LGBT), estabelece diretrizes que devem ser consideradas pelos serviços de saúde na promoção do atendimento integral à pessoa LGB e transexual (BRASIL, 2013).

Segundo Cossi (2010), sob o ponto de vista médico, prevalece o entendimento de que a pessoa transexual possui transtorno de identidade sexual, pois o corpo físico (sexo biológico) e gênero não se equivalem, ou seja, há uma contradição entre o sexo de nascimento e a identidade sexual. Aliado a isso, segundo esse autor, entre os profissionais da saúde, há os que reconhecem como transexual somente pessoas que se submeteram à cirurgia de designação de gênero, embora se saiba que há transexual que altera a identidade civil, sem desejar passar por um procedimento cirúrgico. Por outro lado, essa falta de reconhecimento pode ser vista como uma forma de preconceito. Adicionalmente, a pessoa transexual cotidianamente precisa lidar com o fato de "viver" em um corpo diferente do qual ela se identifica e com a rejeição e a discriminação nos diversos cenários (DIAS; BERNARDINELI, 2016).

Outrossim, a falta de reconhecimento da pessoa como transexual, tem repercussão no atendimento dessa pessoa que muitas vezes é atendida pelo sexo biológico sem haver respeito à sua identidade de gênero. Genericamente falando, o cuidado em seus diversos cenários ainda é realizado de forma fragmentada, com abordagem biomédica, e está voltado para o tratamento com medicamentos e a implementação de programas de forma verticalizada, sem atentar para as idiossincrasias da pessoa que busca o serviço de saúde (SILVEIRA *et al.*, 2020; SIEWERT *et al.*, 2017). Todavia, o cuidado integral em saúde deve envolver ações e práticas que priorizem não apenas o físico, mas também outros elementos essenciais por exemplo: biopsicossocial, espiritual, educacional, identidade sexual, gênero e o respeito aos direitos humanos para a efetivação do cuidado integral.

Observa-se um hiato entre as determinações de políticas públicas e a realidade vivenciada por pessoas transexuais ao buscarem atendimento nos serviços de saúde. A educação na saúde tem sido apontada como primordial para possibilitar mudanças no comportamento do profissional, de modo que possa haver uma relação dialógica entre este profissional e seu paciente na qual o respeito seja regra (LOPES *et al.*, 2017).

Nesse sentido, a educação permanente e a educação popular em saúde devem ser fundamentadas, no respeito ao nome social, no respeito às identidades de gênero e no atendimento humanizado. Nesse sentido, incluir temática como essa nos componentes curriculares das profissões da área da saúde, pode possibilitar uma formação profissional na qual seja reconhecido o valor de cada vida trans e, dessa forma, as pessoas transexuais possam ser cuidadas em uma dimensão integral (SILVA *et al.*, 2020; ROCON *et al.*, 2019).

Não obstante, se a formação curricular da temática não for devidamente trabalhada, as práticas educativas com profissionais de saúde podem ser úteis para "suprir" essas deficiências curriculares. Além disso, essas práticas podem ampliar a visão dos profissionais de saúde e, consequentemente, diminuir os entraves enfrentados pela população LGBT para acessar os serviços de saúde no Sistema Único de Saúde (SUS), como o desrespeito ao nome social, preconceitos, constrangimentos e discriminação (ROCON *et al.*, 2016; GUIMARÃES *et al.*, 2017; SANTOS *et al.*, 2020).

Na perspectiva de um cuidado integral, é necessário que sejam realizadas práticas educativas na atenção primária à saúde (APS), como forma de capacitar os profissionais de saúde para o atendimento de pessoas transexuais. Assim, o objetivo deste estudo é relatar experiências sobre práticas educativas para profissionais da atenção primária à saúde para o atendimento de pessoas no contexto transexualidade.

Metodologia

Relato de experiência de práticas educativas, realizadas com enfermeiras, médicos, técnicos de enfermagem e agentes comunitários vinculados à Estratégia Saúde da Família (ESF), para atendimento de pessoas no contexto da transexualidade. As atividades foram desenvolvidas por doze estudantes de enfermagem e 01 professora da disciplina Estratégia Saúde da Família (ESF), do curso de graduação em Enfermagem, de uma instituição de ensino superior (IES) privada, no estado da Bahia.

A disciplina ESF é obrigatória e faz parte da grade curricular do sétimo semestre do curso de Enfermagem e tem por objetivo geral integrar 03 eixos principais: 1) Definir os modelos organizativos de saúde, sua influência no processo histórico, político e de saúde-doença na construção do Sistema Único de Saúde (SUS); 2) Delinear a gestão dos serviços de saúde e o reconhecimento da realidade por meio de instrumentos epidemiológicos e do entendimento da importância do trabalho multiprofissional na Unidade. 3) Apresentar ferramentas tecnológicas e educacionais na abordagem integral da promoção em saúde nos ciclos de vida das pessoas nos diversos aspectos biológicos e sociais envolvidos nas ações da clínica e do cuidado.

Para o cumprimento desses objetivos, a disciplina tem carga horária de 80 horas teóricas, realizadas em atividades práticas vinculadas a um projeto de extensão intitulado: "Vulnerabilidades Sociais e a Atenção Integral na Estratégia Saúde da Família: a partir de práticas educativas nas ESF". Dessa forma, a princípio, no período de maio a agosto de 2019, a professora ministrou as aulas teóricas expositivas com uso de artigos e outros materiais como legislação e manuais do Ministério da Saúde para que os estudantes ampliassem os conhecimentos, e após, desenvolvessem 02 oficinas nos serviços de saúde, supervisionados pela professora.

As oficinas ocorreram em 09 municípios, que corresponde a um terço de todos os municípios da região sul da Bahia, entre maio e agosto de 2019. Por questões de logísticas, algumas atividades foram realizadas nas próprias Unidades Básicas de Saúde (UBS); outras, em espaços cedidos por escolas públicas da comunidade. A escolha das unidades teve por motivação o desenvolvimento de competências em saúde para o exercício profissional no atendimento a populações vulneráveis no contexto da transexualidade. As atividades foram organizadas para envolver os estudantes da IES e contemplar os profissionais das UBS no sentido de oferecer subsídios à reflexão e orientação de estratégias que podem ser utilizadas pelos profissionais de saúde no atendimento às pessoas transexuais na perspectiva da atenção básica

Cada oficina teve duração média de 03 horas e as temáticas foram:

a) Primeira oficina: Pergunta disparadora com o seguinte questionamento: Qual a atenção à saúde à população transexual precisa?
b) Segunda oficina: Atividades de educação em saúde na diversidade sexual.

Para atender os 09 municípios, as oficinas foram repetidas nas unidades num total de 18 vezes. Quanto aos profissionais de saúde, participaram 80 profissionais (54 agentes comunitários de saúde (ACS), 10 enfermeiras, 9 técnicas de enfermagem e 8 médicos). Para a consecução das atividades nas 02 oficinas, utilizou-se a seguinte dinâmica: divisão de pequenos grupos, utilização de computador, *banners* conceituais, apresentação de documentário com TV e notebook outros materiais, entre os quais, livros, manuais, slides, conversa dialogada e rodas de conversa. Ressalta-se que a dinâmica das oficinas mudou conforme as metodologias escolhidas conforme os atendimentos e singularidades que as equipes vivenciavam.

Desse modo, a **primeira oficina foi** dividida em três momentos. No primeiro momento, a docente e os estudantes fizeram uma dinâmica para exposição de metodologias em educação em saúde, que podem ser utilizadas na unidade de saúde, em curto espaço de tempo, para atendimento de pessoas transexuais.

No segundo momento, houve a apresentação do documentário "Sou Trans e [r]Existo", exibido pela TV Cultura. O documentário foi produzido por alunos de Jornalismo e Rádio, TV e Internet da Faculdade Paulista de Tecnologia e Comunicação, acompanha a vida de três transexuais e aborda tanto a descoberta e o reconhecimento de suas identidades de gênero, quanto a relação com a família e amigos, a educação e o mercado de trabalho (FAPCOM / TV Cultura, 2017).

No terceiro momento, foi solicitado aos participantes para se organizarem em pequenos grupos de três/quatro profissionais (cada equipe tinha em média 10 a 12 membros). Após essa organização, pediu-se que cada equipe desenvolvesse uma atividade (caso clínico, problema vivido nas unidades ou em visitas domiciliares) e simulasse um atendimento de pessoas transexuais usuários dos serviços da unidade e/ou atendidas em domicílio. Cada equipe ficou livre para indicar um tema para problematizar. Finalizadas as apresentações, foram realizadas rodas de conversa, na qual cada equipe comentava as facilidades e dificuldades em realizar a atividade.

Quanto à **segunda oficina**, esta foi dividida em três momentos com duração entre 30 a 40 minutos cada. Primeiro, identificou-se os temas considerados relevantes para os profissionais no contexto do atendimento do paciente transexual, abordados por eles mesmos, na primeira oficina. Em resumo foram: sofrimento psíquico; Infecções sexualmente transmissíveis;

família e redes sociais. Em seguida, cada grupo escolheu um tema para simular uma atividade para educação em saúde.

No segundo momento foi oferecido material didático sobre acolhimento à pessoa transexual, e solicitou-se a apresentação de uma ação de educação em saúde entre os profissionais de saúde que estavam participando da oficina. Logo depois foi aberta uma roda de conversas entre os profissionais, a fim de apresentar as facilidades e dificuldades em preparar a atividade.

Em relação aos estudantes que colaboraram com a docente na realização das dinâmicas, estes eram orientados a tomar notas sobre as temáticas abordadas e realizar autoavaliação da participação no projeto de extensão. Ao final do projeto entregavam um relatório técnico e apresentação discursiva dos resultados.

Resultados

A apresentação do documentário Sou Trans e [r]Existo", (FAPCOM / TV Cultura, 2017) possibilitou a contextualização dos enfrentamentos e vulnerabilidades das pessoas transexuais. Além disso, promoveu a sensibilização dos profissionais de saúde para que possam (re)conhecer as identidades de gênero, os contextos ambientais, as histórias de vida, as necessidades sociais e familiares das pessoas transexuais.

Em relação à realização de atendimento simulado a uma pessoa transexual, essa prática simulada possibilitou que os profissionais refletissem sobre as próprias atitudes e posturas profissionais, bem suas impressões pessoais em relação ao atendimento à pessoa transexual.

A síntese dos principais temas abordados nessa oficina é representada no Quadro 1.

Quadro 1 – Síntese dos principais temas abordados na primeira oficina

Necessidade de capacitação técnica sobre o tema.
Tabu religioso.
Importância da educação continuada.
Parceria universidade//faculdade e o setor saúde.
Busca ativa da população transexual.
Acolhimento como instrumento de educação em saúde.
Cuidado em não patologizar a transexualidade.

Fonte: Arquivo elaborado pelos autores (2019).

Com a simulação da oficina envolvendo atividades para educação em saúde com pessoas transexuais, os profissionais descreveram que foi possível desmistificar tabus, compreender vivências e minimizar possíveis preconceitos. Com relação às temáticas descritas pelos profissionais, as convergências entre elas foram mais evidentes do que as divergências.

Durante as rodas de conversas foi possível que os profissionais expusessem as facilidades e dificuldades para trabalhar em equipe e na promoção da saúde, bem como descrevessem as dificuldades para realização de ações metodológicas de educação em saúde, envolvendo a temática transexualidade. Os profissionais também descreveram sobre as dificuldades e/ou facilidades e fragilidades do ponto de vista institucional, pessoal e tecnocientífica para realização do planejamento de atividades para educação em saúde da população transexual.

Em alguns grupos, os profissionais relataram experiências profissionais relacionadas ao atendimento e acompanhamento envolvendo pessoas transexuais na Unidades de Atendimento e no contexto domiciliar. As principais dificuldades referidas pelos profissionais estão destacadas no Quadro 2.

Quadro 2 – Síntese das principais dificuldades apontadas pelos profissionais nas rodas de conversa

Dificuldade na abordagem técnica no contexto da consulta médica e de enfermagem.
Possibilidades na vivência da visita domiciliar.
Necessidade de disciplina específica na formação acadêmica tanto médica como de enfermagem.

Fonte: Arquivo elaborado pelos autores (2019).

Para os estudantes que participaram dessas experiências, foi relevante, pois possibilitou ampliar o aprendizado na temática e oportunizar conhecer metodologias ativas e que podem ser utilizadas em práticas educativas e de formação de profissionais e/ou pessoas no contexto da transexualidade. Em relação à docente que desenvolveu essas atividades foi acrescido a vivência com profissionais de outras cidades, com atendimentos de pacientes nas zonas urbanas e rurais e em contextos de vulnerabilidades devido ao uso de drogas, à prostituição e ao desemprego. A escuta destes profissionais foi relevante no aprimoramento da experiência docente.

Ademais, foi perceptível que a aplicação das ações em forma das oficinas para os alunos e profissionais não pode ser engessada por formalizações ou abstrações teóricas. Observou-se que o campo empírico permite estimular a aptidão para contextualizar e integrar, em vez de supervalorizar a teorização da técnica em detrimento da humanização e do acolhimento.

Discussão

A Atenção Primária à Saúde (APS) é a base organizadora da rede de atenção à saúde (RAS), desse modo, o cuidado integral, nesses ambientes, deve favorecer o acolhimento das pessoas ao sistema público de saúde e possibilitar o acesso aos demais serviços segundo a necessidade das pessoas e não apenas focado em doenças. E, neste sentido, possibilitar assistência continuada à população transexual, corroborando com a literatura especializada (ROCON *et al.*, 2020; PEREIRA; CHAZA, 2019; ROMANO, 2008).

Ao discutir a produção da saúde com transexuais é indispensável uma análise da história de cada pessoa, na intenção de melhor promover acompanhamento psicológico, cirúrgico e de outras intervenções que se façam necessárias a partir das possibilidades individuais, respeitando o tempo e o interesse de cada um em tais procedimentos. O sofrimento psíquico e os desconfortos gerados a partir do desencontro entre sexo biológico e aspectos psicológicos não são os únicos problemas enfrentados por essas pessoas (GUTIERRES; LORDELLO, 2020).

Ferreira; Pedrosa e Nascimento (2019), corroboram apontando que a principal barreira no acesso aos serviços de saúde se dá em poder acolher as pessoas enquanto sujeitos que têm direitos, desejos e possibilidades bastante particulares. Para tal, é fundamental que o SUS esteja atento para promover o acolhimento e criar estratégias interventivas na oferta dos serviços de saúde

Neste sentido, a busca de um modelo de atenção em saúde que contemple a promoção da saúde de pessoas transexuais, segundo deve estar voltada à criação de políticas públicas direcionadas a esta população, pois, o processo de aceitamento deriva de aportes culturais antigos e arraigados na população (PEREIRA; CHAZA, 2019; BALZER *et al.* 2012; BORBA, 2014).

Os resultados das oficinas confirmam o que a literatura destaca sobre a vigência de uma ignorância ou preconceito por parte de profissionais de saúde atuantes na ESF, independentemente de sua área de conhecimento, em abordar questões relacionadas à sexualidade revelada ou em lidar com um corpo diferente. Nesse contexto, estranhar pode criar resistência, indiferença ou omissão dos agentes de saúde nas ações de cuidado terapêutico ou educação em saúde (DUARTE, 2014; BRASIL, 2008).

Para Ceccarelli (2017), quando se dispõe a ouvir os sujeitos cujas vivências identitárias e sexuais divergem das 'tradicionais' sem tentar classificá-los como desviantes e procura-se entender seus percursos pulsionais e seus caminhos identificatórios, as pessoas são levadas a repensar os instrumentos classificatórios e perguntar com qual ouvido escuta-se e em que medida os diagnósticos servem de defesa contra o retorno da própria sexualidade.

O conhecer além dos "muros das instituições de saúde" – tão necessário para a promoção do respeito à diversidade – vem se valer, em particular, no trabalho dos Agentes Comunitários de Saúde (ACS), que estão inseridos no cotidiano das famílias nas suas diversas dinâmicas e estruturas. E, neste estudo, estes profissionais revelam ser o elo entre a comunidade e a equipe da unidade de saúde, outrossim, necessitam da educação permanente para pautar seu trabalho nas relações entre as pessoas com suas características e necessidades diversas.

Pompo (2020), ao problematizar os efeitos de poder próprios a certos discursos, produzidos no campo da biomedicina questiona as prerrogativas e fundamentos desses discursos, defende a possibilidade de se constituir uma nova política sobre as transexualidades, e, desse modo, uma escuta clínica mais aberta ao singular do ser humano.

No protocolo publicado em 2020 para o atendimento de pessoas transexuais e travestis no município de São Paulo identificou-se um esforço para direcionar fluxos de atendimento na UBS e atribuições por categoria profissional. Isso contribui na normatização do uso diário de instrumentos que identificam e dão suporte para o profissional de saúde identificar necessidades e vulnerabilidades biofísicas e sociais da população LGBTS (SÃO PAULO, 2020).

A OMS (2020) ao retirar a transexualidade da lista das doenças psíquicas avança no sentido envidar esforços de reconhecer os direitos humanos de travestis e pessoas transsexuais pelo Estado Brasileiro atendendo assim, uma demanda internacional de justiça, mudanças e progressos nas pesquisas científicas.

Essa experiência em campo empírico, demonstrou também que a integração entre a equipe de saúde das ESF por meio das oficinas, revela a importância da discussão do tema que é fundamental nos dias atuais, assim como refletir como tem sido a abordagem em saúde para esta população. É necessária a educação continuada e permanente desses profissionais, pois, as ações são ainda envoltas de tabus religiosos, há necessidade de busca ativa dessa população, acolher e valorizar o cuidado integral e a importância da extensão universitária, que pode favorecer o cuidado integral à população transexual na sua singularidade.

Considerações finais

A experiência possibilitou identificar que no projeto de extensão o biopoder da clínica médica exerce seus efeitos no campo ampliado das categorias profissionais de saúde da atenção primária à saúde e denota, neste sentido, a necessidade de incorporação da temática transexualidade na formação técnica, acadêmica ou de capacitação da equipe das ESF.

As oficinas educativas produziram um conjunto de questões relacionadas à visão crítica da transexualidade como experiência padrão, inclusive da necessidade de despatologização do transexualismo. A escassez de recursos foi a realidade mais apontada como dificuldade institucional para suprir a demanda crescente.

Notou-se que, diante da demanda das pessoas transexuais, os cuidados em saúde são marcados por influência biologista e cultural, com pré-julgamentos e pré-conceitos que cercam a assistência. Espera-se que este estudo possa contribuir com a ampliação de conhecimentos na área, possibilitar reflexões de profissionais de saúde e estudantes de graduação e, particularmente, de profissionais que atuam na APS e que assistem pessoas transexuais, haja vista a necessidade (re)pensar a atuação sob a ótica dos direitos humanos, princípios de integralidade e do modelo de atenção saúde.

REFERÊNCIAS

BALZER, C. et al. Transrespect versus transphobia worldwide – a comparative review of the human-rights situation of gender-variant/trans people. **Transgender Europe (TGEU)**. 2012. Disponível em: https://transrespect.org/wp-content/uploads/2015/08/TvT_research-report.pdf

BORBA, R. Sobre os obstáculos discursivos para a atenção integral e humanizada à saúde de pessoas transexuais. **Sexualidad, Salud y Sociedad-Revista Latinoamericana**, v. 17, p. 66-97, 2014. Disponível em: https://doi.org/10.1590/1984-6487.sess.2014.17.06.a

BRASIL. Ministério da Saúde. **Política nacional de saúde integral de lésbicas, gays, bissexuais, travestis e transexuais**. 2013. Disponível em: https://bvsms.saude.gov.br/bvs/publicacoes/politica_nacional_saude_lesbicas_gays.pdf

BRASIL. Ministério da Mulher, da Família e dos Direitos Humanos. **Boletim**: Organização Mundial de Saúde retira transexualidade da lista de doenças e distúrbios mentais. 2018. Disponível em: https://www.gov.br/mdh/pt-br/assuntos/noticias/2018/junho/organizacao-mundial-da-saude-retira-a-transexualidade-da-lista-de-doencas-e-disturbios-mentais. Acesso em: 27.04.2021

CECCARELLI, P. R. Transexualidades e mudanças discursivas. **Estud. psicanal.**, Belo Horizonte, n. 47, p. 83-89, jul. 2017 Disponível em: http://pepsic.bvsalud.org/scielo.php?script=sci_arttext&pid=S0100-34372017000100007&lng=pt&nrm=iso. Acesso em: 27 abr. 2021

COSSI, R. K. Transexualismo e psicanálise: considerações para além da gramática fálica normativa. **A peste**, São Paulo, v. 2, n. 1, p. 199-223, 2010. Disponível em: https://revistas.pucsp.br/index.php/apeste/article/view/12082 . Acesso em: 28 abr. 2021.

DOCUMENTÁRIO Sou Trans e [R]existo documentário – TV Cultura. Faculdade Paulus de Tecnologia e Comunicação. (FAPCOM) / TV Cultura, 2017

DIAS, J. H; BERNARDINELI , M. C. O transexual e o direito de acesso ao mercado de trabalho: do preconceito à ausência de oportunidades. **Revista de Gênero, Sexualidade e Direito**. Curitiba, v. 2 , n. 2, p. 243- 259. jul/

dez. 2016. Disponível em: https://indexlaw.org/index.php/revistagsd/article/view/1376 . Acesso em: 28 abr. 2021.

DUARTE, M. J. O. Saúde, cuidado e diversidade sexual: a temática da transexualidade na atenção básica em saúde. *In*: COELHO, M. T. A. D.; SAMPAIO, L. L. P. **Transexualidades**: um olhar multidisciplinar. EDUFBA, 2014. Disponível em: https://repositorio.ufba.br/ri/bitstream/ri/16265/4/01Transexualidades-UmOlharMultidisciplinar2018-RI.pdf

FERREIRA, B. O.; PEDROSA, J. I.; NASCIMENTO, E. F. Diversidade de gênero e acesso ao Sistema Único de Saúde. **Revista Brasileira em Promoção da Saúde**, v. 31, n. 1, p. 1-10, 2018.

GUIMARÃES, R. de C. P.; CAVADINHA, E. T.; MENDONÇA, A. V. M.; SOUSA, M. F. Assistência à saúde da população LGBT em uma capital brasileira: o que dizem os Agentes Comunitários de Saúde? **Tempus, actas de saúde colet**, Brasília, v. 11, n. 1, p. 121-139, 2017. Disponível em: http://dx.doi.org/10.18569/tempus.v11i1.2327

GUTIERRES, S. M.; LORDELLO, S. R. Promoção da saúde com transexuais e travestis: uma revisão sistemática de literatura. **Rev. psicol. polít.**, São Paulo, v. 20, n. 47, p. 165-177, abr. 2020 . Disponível em: http://pepsic.bvsalud.org/scielo.php?script=sci_arttext&pid=S1519-549X2020000100013&lng=pt&nrm=iso. Acesso em: 27 abr. 2021.

LOPES, C. R.; DALMOLIN, I. S.; DURAND, M. K.; RUMOR, P. C. F.; HEIDEMANN, I. T. S. B.; KOCH, C. Educação e cultura em saúde à luz de Paulo Freire. **Rev enferm UFPE on line.**, Recife, v. 11, n. 12, p. 5122-8, 2017. Disponível em: https://doi.org/10.5205/1981-8963-v11i12a25338p5122-5128-2017.

PEREIRA, L. B. C.; CHAZA, A. C. S. O Acesso das Pessoas Transexuais e Travestis à Atenção Primária à Saúde: uma revisão integrativa. **Rev Bras Med Fam Comunidade**. Rio de Janeiro, 2019 Jan-Dez; v. 14, n. 41, p. 1795. Disponível em: https://rbmfc.org.br/rbmfc/article/view/1795

POMPO, M. DISCURSOS CONTEMPORÂNEOS SOBRE AS TRANSEXUALIDADES: PODER, VERDADE E SUBJETIVAÇÃO. **Estudos E Pesquisas Em Psicologia**. 2020, v. 03. doi:10.12957/epp. 2020.54348. Disponível em: https://www.e-publicacoes.uerj.br/index.php/revispsi/article/view/54348/35029. acesso: 2704.2021.

ROCON, P. C *et al.* Acesso à saúde pela população trans no Brasil: nas entrelinhas da revisão integrativa. **Trab. educ. saúde**, Rio de Janeiro, v. 18, n. 1, e 0023469, 2020. Disponível em: https://doi.org/10.1590/1981-7746-sol00234

ROCON, P. C.; SODRÉ, F.; RODRIGUES, A.; BARROS, M. E. B. de; WANDEKOKEN, K. D. Desafíos enfrentados por personas trans para tener acceso al proceso transexualizador del Sistema Brasileño de Salud. **Interface (Botucatu)**. 2019; v. 23. Disponível em: https://doi.org/10.1590/Interface.180633

ROCON, P. C.; RODRIGUES, A.; ZAMBONI, J.; PEDRINI, M. D. Dificuldades vividas por pessoas trans no acesso ao Sistema Único de Saúde. **Ciênc. saúde coletiva**, Rio de Janeiro, v. 21, n. 8, p. 2517-2526, 2016. Disponível em: https://doi.org/10.1590/1413-81232015218.14362015

ROMANO V. F. As Travestis no Programa Saúde da Família da Lapa. **Saúde Soc.** 2008;v. 17, n. 2, p. 211-9. Disponível em: http://dx.doi.org/10.1590/S0104-12902008000200019

SANTOS, E. L. dos; PRIGOL, A. C.; LASMAR, S. de A.; ZANDONÁ, N. S. Dificuldades enfrentadas por lésbicas, gays, bissexuais, travestis, transexuais e transgêneros ao atendimento no Programa de Saúde da Família. **Research, Society and Development**, v. 9, n. 9, e193997024, 2020. Disponível em: http://dx.doi.org/10.33448/rsd-v9i9.7024

SÃO PAULO (SP). Secretaria Municipal da Saúde. Coordenação da Atenção Primária à Saúde. **"Protocolo para o atendimento de pessoas transexuais e travestis no município de São Paulo"**, Secretaria Municipal da Saúde|SMS|PMSP, 2020: Julho – p. 133. Disponível em: https://www.prefeitura.sp.gov.br/cidade/secretarias/upload/saude/Protocolo_Saude_de_Transexuais_e_Travestis_SMS_Sao_Paulo_3_de_Julho_2020.pdf

SIEWERT, J. S.; RODRIGUES, D. B.; MALFUSSI, L. B. H. de; ANDRADE, S. R. de; ERDMANN, A. L. Gestão do cuidado integral em enfermagem: reflexões sob a perspectiva do pensamento complexo. **Rev Min Enferm**. 2017; 21:e-1047. Disponível em: http://reme.org.br/artigo/detalhes/1185

SILVA, A. de C. A. da; ALCÂNTARA, A. M.; OLIVEIRA, D. C. de; SIGNORELLI, M. C. Implementação da Política Nacional de Saúde Integral de Lésbicas, Gays, Bissexuais, Travestis e Transexuais (PNSI LGBT) no Paraná,

Brasil. **Interface (Botucatu)**. 2020; 24: e190568. Disponível em: https://doi.org/10.1590/Interface.190568

SILVEIRA, J. L. G. C. da; KREMER, M. M.; SILVEIRA, M. E. U. C. da; SCHNEIDER, A. C. T. de C. Percepções da integração ensino-serviço-comunidade: contribuições para a formação e o cuidado integral em saúde. **Interface (Botucatu)**. 2020; 24: e190499. Disponível em: https://doi.org/10.1590/Interface.190499

CAPÍTULO 11

DEFICIÊNCIA FÍSICA E ACESSO AOS SERVIÇOS DO SISTEMA ÚNICO DE SAÚDE: UMA REVISÃO INTEGRATIVA

Adriana Maria Silva Lima
Gabriela Fákir Naves
Lenir Vaz Guimarães
Nereide Lúcia Martinelli

Introdução

A Organização Mundial da Saúde (OMS) considera a deficiência um fenômeno global estimando-se que mais de um bilhão de pessoas vivam com alguma forma de deficiência, ou seja, cerca de 15% da população mundial (OMS, 2012). No Brasil, o Censo Demográfico 2010 apontou 45,6 milhões de pessoas que relataram ter pelo menos uma das deficiências investigadas correspondendo a 23,9% da população brasileira (IBGE, 2012).

A pessoa com deficiência (PCD) é aquela que tem impedimento de longo prazo de natureza física, mental, intelectual ou sensorial, o qual, em interação com uma ou mais barreiras, pode obstruir sua participação plena e efetiva na sociedade em igualdade de condições com as demais pessoas (BRASIL, 2015). Dentre as deficiências, a física se apresenta como a segunda mais prevalente correspondendo a 7% da população brasileira, a qual um terço (33%) se declara com dificuldade moderada a grave quanto à independência nas atividades essenciais do dia a dia (IBGE, 2012). A deficiência física se caracteriza como uma "alteração completa ou parcial de um ou mais segmentos do corpo humano, acarretando o comprometimento da função física, neurológica e/ou sensorial" (BRASIL, 2020, p. 38).

A mudança no perfil demográfico e epidemiológico da população brasileira decorrente de fatores como aumento da expectativa de vida, aumento nas prevalências de doenças crônicas não transmissíveis, problemas de saúde ocupacionais e aumento de morbidades por causas externas, tem contribuído na ampliação das demandas por serviços de saúde, incluindo a assistência à saúde das PCD (LIMA; LIMA, 2013; MITRE; ANDRADE; COTTA, 2013).

O Plano Nacional dos Direitos da Pessoa com Deficiência – Plano Viver sem Limite, instituído por meio do Decreto nº 7.612 de 12 novembro de 2011, iniciou a estruturação de políticas públicas específicas para esta população em quatro eixos: saúde, educação, acessibilidade e inclusão social (BRASIL, 2011). Em seguida, a Portaria Ministerial nº 793 de 24 de abril de 2012, instituiu a Rede de Cuidados à Pessoa com Deficiência (RCPCD) no âmbito do Sistema Único de Saúde (SUS), estabelecendo as bases normativas ao cuidado das PCD por meio da criação, ampliação e articulação de pontos de atenção à saúde (BRASIL, 2012).

A RCPCD tem o propósito de superar as lacunas assistenciais e organizacionais relacionadas ao cuidado integral à saúde viabilizando o acesso aos serviços de saúde por esta população. O Acesso em: tempo oportuno possibilita o desenvolvimento das capacidades funcionais e da independência para a participação social, e deve ser assegurado de forma universal, equânime e integral conforme os princípios do SUS (SIMÕES; PINTO, 2011, PEREIRA; MACHADO, 2016). Importante destacar que não somente o sistema de saúde deve ser considerado na análise da procura por cuidado, mas também a natureza deste processo que é determinado por outros fatores como variáveis socioculturais, psicológicas e econômicas. Estes fatores podem contribuir na explicação do acesso aos serviços considerando-se que a procura por cuidados de saúde é variada, complexa e diferenciada entre indivíduos e entre grupos (LIMA; BAPTISTA; VARGAS, 2017).

Neste contexto, esta revisão tem o objetivo de analisar a produção do conhecimento no Brasil acerca do acesso aos serviços públicos de saúde por pessoas com deficiência física. A análise destas publicações científicas pretende explorar a complexidade do acesso aos serviços ofertados no SUS por pessoas com deficiência física, incitando reflexões com vistas à melhoria do cuidado a esta população.

Métodos

Trata-se de uma revisão integrativa da literatura desenvolvida a partir de etapas metodológicas bem delimitadas. Este tipo de revisão proporciona uma síntese do conhecimento de pesquisas sobre o tema abordado e a incorporação da aplicabilidade dos resultados disponíveis para a compreensão completa do fenômeno estudado (SOUZA; SILVA; CARVALHO, 2010).

As etapas da revisão foram realizadas de forma independente por duas pesquisadoras com base nas recomendações do *Preferred Reporting Items for Systematic Reviews and Meta-Analyses* – PRISMA (MOHER et al., 2009).

A partir da pergunta norteadora "Quais são as características dos estudos brasileiros relacionados ao acesso aos serviços públicos de saúde por pessoas com deficiência física?", efetuou-se, em março de 2021, o levantamento das publicações por meio de consulta online nas seguintes bases de dados: LILACS (Literatura Latino-Americana e do Caribe em Ciências da Saúde) com o índice "título, resumo, assunto"; SciELO (*Scientific Eletronic Library OnLine*), com o índice "todos os índices"; e MEDLINE (*Medical Literature Analysis and Retrieval Sistem Online*), com o índice "título, resumo, assunto".

As buscas nestas bases foram realizadas com a utilização de vocabulários estruturados para indexação – Descritores em Ciências da Saúde e *Medical Subject Headingns*. Os descritores selecionados relacionados ao tema da revisão foram combinados nas línguas portuguesa e inglesa com a utilização dos operadores booleanos AND e OR: (Pessoas com Deficiência Física) AND (Acesso aos Serviços de saúde OR Serviços de Saúde para Pessoas com Deficiência).

Os critérios de inclusão das publicações foram: artigos científicos disponíveis com texto completo; estudos realizados no Brasil; com idioma de publicação em português, inglês ou espanhol; e período de publicação de 2010 a 2021. Este recorte temporal foi adotado por contemplar o período da estruturação de políticas públicas específicas para a pessoa com deficiência a partir do Plano Nacional dos Direitos da Pessoa com Deficiência – Plano Viver sem Limite – em 2011, e da instituição da Rede de Cuidados à Pessoa com Deficiência em 2012.

Foram excluídos: artigos duplicados; teses, dissertações e resumos de eventos científicos; artigos de revisão; publicações não relacionadas às pessoas com deficiência do tipo física; estudos que não contemplassem serviços do SUS; e artigos relacionados exclusivamente à acessibilidade arquitetônica/física.

A busca inicial com a aplicação dos critérios de inclusão resultou em 87 artigos dos quais 17 foram excluídos por apresentarem-se duplicados, resultando na triagem preliminar de 70 artigos por meio da leitura dos títulos e resumos, considerando-se os demais critérios de exclusão. Esta etapa redundou na seleção de 14 artigos que foram lidos na íntegra, dos quais 2 foram excluídos por não se enquadrarem nos critérios de elegibilidade, resultando em uma amostra final de 12 publicações para compor a revisão (Figura 1). Ao final de cada etapa foi realizada reunião entre as duas pesquisadoras para consenso quanto às discordâncias encontradas.

Figura 1 – Fluxograma de seleção dos artigos incluídos na revisão integrativa sobre deficiência física e acesso aos serviços de saúde no Sistema Único de Saúde, Brasil, 2010-2021

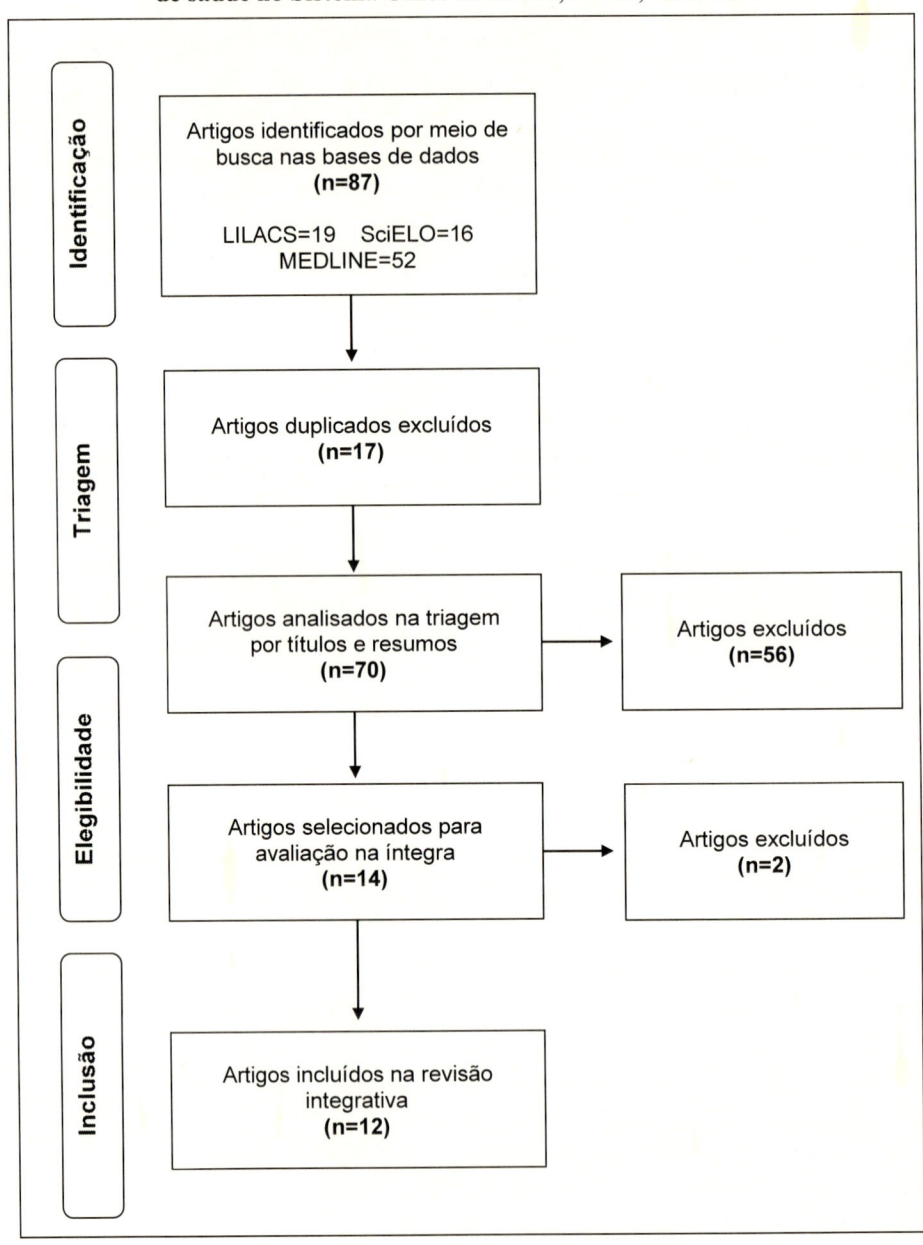

Identificação

Artigos identificados por meio de busca nas bases de dados
(n=87)

LILACS=19   SciELO=16
MEDLINE=52

Triagem

Artigos duplicados excluídos
(n=17)

Elegibilidade

Artigos analisados na triagem por títulos e resumos
(n=70) → Artigos excluídos **(n=56)**

Artigos selecionados para avaliação na íntegra
(n=14) → Artigos excluídos **(n=2)**

Inclusão

Artigos incluídos na revisão integrativa
(n=12)

Os artigos incluídos na revisão foram submetidos à leitura detalhada pela dupla de pesquisadoras para a extração e sistematização dos dados em uma planilha do *Microsoft Excel*. Os seguintes dados foram coletados: autoria e ano de publicação; objetivo do estudo; Unidade Federativa onde a pesquisa foi realizada; nível de atenção à saúde da pessoa com deficiência em estudo (atenção básica; atenção especializada; atenção hospitalar e de urgência e emergência); tipo de dados analisados (primários ou secundários); abordagem metodológica (qualitativa e/ou quantitativa); desenho do estudo; público-alvo; e resultados relacionados ao acesso aos serviços de saúde.

Resultados e discussão

A amostra foi composta por 12 artigos científicos (Quadro 1), dos quais 5 estão indexados na base de dados LILACS, 5 na SciELO, e 2 na MEDLINE, sendo os dois últimos publicados na língua inglesa. Esta pequena amostra de pesquisas no cenário nacional revela a lacuna do conhecimento relacionada à análise do acesso aos serviços de reabilitação física como apontado por Souza *et al.* (2017).

Observou-se que 50% dos artigos apresentavam em seus objetivos as terminologias "acesso" ou "acessibilidade" e, embora os demais não contemplassem estes termos, identificou-se que os resultados continham aspectos referentes a esta temática e, por este motivo, foram incluídos na amostra final. O conceito de acesso é considerado complexo pois sua terminologia é diversificada entre os autores, podendo ser utilizado também o termo acessibilidade.

A terminologia empregada varia conforme o enfoque do estudo que pode ter como ponto central as características dos indivíduos, as características da oferta, ou a relação entre ambas. Compreende-se, desta forma, que o acesso é um conceito relacional a partir da existência de dois atores, os usuários e o sistema de saúde (TRAVASSOS; MARTINS, 2004; LANDINI; COWES; D'AMORE, 2014). O acesso fácil e em tempo oportuno é uma dimensão prioritária para um sistema de saúde de boa qualidade e implica que uma população de risco utilize os serviços de saúde em razões proporcionais e ajustadas às necessidades existentes (SOUZA *et al.*, 2017).

Quadro 1 – Síntese das características gerais dos artigos incluídos na revisão integrativa, segundo autoria e ano, objetivo, Unidade Federativa onde a pesquisa foi realizada, nível de atenção à saúde em estudo, tipos de dados analisados, tipo de abordagem, desenho do estudo, e público-alvo, Brasil, 2010-2021

Autoria e ano	Objetivo	Unidade Federativa	Nível de atenção	Tipo de dados	Tipo de abordagem	Desenho do estudo	Público-alvo
Cardoso et al. (2011)	Avaliar o acesso e identificar as barreiras ao atendimento odontológico de Crianças com Deficiência Motora em João Pessoa-Paraíba, a partir das perspectivas de seus cuidadores.	PB	Atenção Básica	Primários	Qualitativa	Descritivo	43 cuidadores familiares de Crianças com Deficiência Motora da cidade de João Pessoa-PB.
Amaral et al. (2012)	Pesquisar a acessibilidade de pessoas com deficiência e restrição permanente de mobilidade ao SUS na cidade de João Pessoa-PB.	PB	Atenção Básica	Primários	Quantitativa	Transversal	523 pessoas com deficiência ou restrição permanente de mobilidade, maiores de 18 anos, adscritas em uma das Unidades de Saúde da Família sorteadas para o estudo, na cidade de João Pessoa-PB.
Pieri et al. (2012)	Investigar os fatores associados às incapacidades em pacientes diagnosticados de hanseníase numa região endêmica do Estado do Paraná.	PR	Todos os níveis	Secundários	Quantitativa	Transversal	245 casos de hanseníase notificados entre 01 de janeiro de 2009 a 31 de dezembro de 2012 nos municípios da 17ª Regional de Saúde do Estado do Paraná.
Sales et al. (2013)	Conhecer a opinião dos profissionais de saúde sobre a inclusão das pessoas com deficiência nas atividades de acolhimento, prevenção e tratamento em um Centro de Referência em DST/AIDS.	BA	Atenção Especializada	Primários	Qualitativa	Descritivo	9 profissionais de saúde (3 enfermeiras, 1 assistente social, 1 psicóloga, 1 médico pediatra, 1 médico clínico geral, 1 coordenador com formação em enfermagem, e 1 técnico de higiene dental).

continua...

continuação

Autoria e ano	Objetivo	Unidade Federativa	Nível de atenção	Tipo de dados	Tipo de abordagem	Desenho do estudo	Público-alvo
Holanda et al. (2015)	Identificar como estão constituídas as redes de apoio social das pessoas com deficiência física e como estas podem contribuir para facilitar o acesso aos serviços de saúde e a inclusão social das mesmas.	PB	Atenção Básica	Primários	Quantitativa	Transversal	120 pessoas com deficiência física maiores de dezoito anos, cadastradas nas Equipes de Saúde da Família do município de João Pessoa (PB).
Rocha et al. (2015)	Avaliar a acessibilidade de serviços odontológicos em Fortaleza-Ceará, Brasil, a pessoas com deficiência motora, visual e auditiva, considerando a presença ou ausência de barreiras geográficas, arquitetônicas, organizacionais, culturais, econômicas e de comunicação.	CE	Atenção Básica	Primários	Quantitativa	Transversal	293 pessoas (89 dentistas das Equipes de Saúde Bucal e 204 pessoas com deficiência).
Machado et al. (2016)	Identificar os critérios utilizados por médicos e enfermeiros para o preparo da alta de clientes com lesão neurológica incapacitante e indicação para acesso aos programas de reabilitação física.	MG	Atenção hospitalar e de urgência e emergência	Primários	Qualitativa	Descritivo	13 enfermeiros e 12 médicos, atuantes em cargos de gestão hospitalar de unidades de urgência e emergência, de internação clínica, cirúrgica e de tratamento intensivo, cujas funções envolvem o preparo da alta de clientes com lesão neurológica incapacitante e respectivos encaminhamentos para serviços especializados disponíveis na comunidade.
Carvalho-Pinto e Faria (2016)	Descrever o perfil funcional de pacientes com acidente vascular encefálico usuários de serviços de atenção primária à saúde no Brasil, em uma unidade de saúde na cidade de Belo Horizonte, Brasil.	MG	Atenção Básica	Primários	Quantitativa	Descritivo	44 pacientes pós acidente vascular encefálico que utilizaram a unidade de saúde.

continua...

continuação

Autoria e ano	Objetivo	Unidade Federativa	Nível de atenção	Tipo de dados	Tipo de abordagem	Desenho do estudo	Público-alvo
Missel et al. (2017)	Investigar as percepções e as atuações de profissionais da área da saúde em instituições de reabilitação com pessoas portadoras de deficiência física, nos aspectos relacionados à inclusão social, humanização da saúde e formação acadêmica.	RS	Atenção Especializada	Primários	Qualitativa	Descritivo	2 médicos, 2 fisioterapeutas e 2 fonoaudiólogos atuantes em duas instituições de reabilitação do município de Porto Alegre.
Macêdo et al. (2018)	Verificar a percepção dos Cirurgiões-Dentistas da Atenção Básica, quanto ao acesso e resolubilidade dos serviços de saúde bucal, oferecido aos Pacientes com Necessidades Especiais do município de Currais Novos-RN.	RN	Atenção Básica	Primários	Quantitativa	Transversal	15 cirurgiões-dentistas da Atenção Básica na Estratégia de Saúde da Família do município de Currais Novos-RN.
Silva et al. (2020)	Identificar os fatores que dificultam o acesso de crianças e adolescentes com deficiência física ao tratamento fisioterapêutico, em estabelecimentos credenciados ao Sistema Único de Saúde em Curitiba, Paraná, sob a perspectiva dos gestores de estabelecimentos de saúde, fisioterapeutas e pais e/ou responsáveis.	PR	Atenção Especializada	Primários	Quantitativa	Transversal	168 indivíduos (6 gestores, 18 fisioterapeutas, e 144 pais e/ou responsáveis por crianças e adolescentes com deficiência física que frequentavam estabelecimentos de fisioterapia conveniados ao SUS).
Condessa et al. (2020)	Descrever os serviços especializados de atenção à saúde bucal para pessoas com deficiência atendidas na especialidade Odontologia para Pacientes com Necessidades Especiais (PNE).	Nacional	Atenção Especializada	Secundários	Quantitativa	Transversal	932 Centros de Especialidades Odontológicas distribuídos nas cinco macrorregiões brasileiras.

A região Nordeste destaca-se com a produção de 6 estudos (3 trabalhos na Paraíba, 1 na Bahia, 1 no Ceará e 1 no Rio Grande do Norte), seguidos de 3 na região Sul (2 no Paraná e 1 no Rio Grande do Sul), 2 na região Sudeste (ambos em Minas Gerais) e 1 pesquisa de abrangência nacional.

Sobre o nível de atenção estudado, estabeleceu-se como critério de análise os três componentes da RCPCD propostos pelo Ministério da Saúde (BRASIL, 2012). Desta forma, 6 trabalhos referiam-se ao acesso da pessoa com deficiência na Atenção Básica, 4 na Atenção Especializada, 1 na Atenção Hospitalar e de Urgência e Emergência, e apenas 1 estudo contemplou dados de todos os níveis por se tratar de dados secundários de hanseníase que são de notificação compulsória em qualquer nível de atenção.

Quanto ao tipo de dado analisado, dez estudos (83,3%) foram desenvolvidos por meio de trabalho de campo com a coleta de dados primários e apenas dois (16,7%) basearam suas análises em dados secundários provenientes do Sistema de Informações e Agravos de Notificação (SINAN) e do Programa de Melhoria do Acesso e Qualidade dos Centros de Especialidades Odontológicas (PMAQ-CEO), sendo 1 no estado do Paraná e 1 de abrangência nacional, respectivamente. Em relação aos aspectos metodológicos, oito trabalhos (66,7%) tiveram abordagem quantitativa e quatro (33,3%) qualitativa. Quanto ao desenho do estudo, sete artigos (58,3%) classificaram seus trabalhos como transversais e cinco (41,7%) referiram ser descritivos.

Houve variabilidade quanto ao público-alvo das pesquisas, identificando-se que nove produções (75%) contemplavam apenas uma categoria de pessoas envolvidas nos serviços de saúde, a saber: 5 estudos com usuários e/ou seus responsáveis (dos quais 3 eram com adultos, 1 com crianças/adolescentes, e 1 com crianças/adolescentes e adultos); e 4 com profissionais da saúde. Quanto aos demais trabalhos, dois (16,7%) envolviam mais de uma categoria de pessoas como público-alvo (1 com duas categorias englobando usuários e/ou seus responsáveis e profissionais da saúde; e 1 com três categorias incluindo os responsáveis por usuários crianças/adolescentes, os profissionais da saúde e os gestores), e um (8,3%) teve o próprio serviço de saúde como unidade de análise. Nenhum estudo incluído nesta revisão foi realizado exclusivamente com gestores de serviços de saúde.

Os resultados relacionados ao acesso da pessoa com deficiência física aos serviços de saúde foram analisados conforme as quatro dimensões de acesso descritas por Sanchez e Ciconelli (2012): a **disponibilidade** que representa a existência ou não de um serviço de saúde, no local apropriado e em momento oportuno, conforme as necessidades apresentadas pelos indivíduos; a **capacidade de pagamento** que se refere às despesas com cuidados de saúde caracterizadas por custos diretos (consultas, testes diagnósticos, medicamentos) e indiretos (transporte e alimentação) em relação à capacidade de pagamento dos indivíduos; a **informação** que expressa o grau de assimetria de conhecimento referente às desigualdades na distribuição de informação entre os atores do sistema em que os critérios das escolhas de saúde realizadas pelo indivíduo são determinados pelo conhecimento que este possui; e a **aceitabilidade** que compreende a natureza dos serviços prestados pelos profissionais de saúde e o modo como estes são percebidos pelos usuários com a influência de aspectos culturais e educacionais.

O Quadro 2 apresenta a categorização dos estudos destacando-se que a principal dimensão abordada foi a disponibilidade (11 trabalhos), seguida da informação (9 trabalhos), aceitabilidade (7 trabalhos) e capacidade de pagamento (3 trabalhos).

Quadro 2 – Categorização dos resultados presentes nos artigos incluídos na revisão integrativa, segundo dimensões de acesso, Brasil, 2010-2021

Disponibilidade	Capacidade de Pagamento	Informação	Aceitabilidade
Cardoso et al. (2011)** Amaral et al. (2012)*** Pieri et al. (2012)*** Sales et al. (2013)** Rocha et al. (2015)*** Machado et al. (2016)*** Carvalho-Pinto e Faria (2016)*** Missel et al. (2017)*** Macêdo et al. (2018)* Silva et al. (2020)**** Condessa et al. (2020)*	Amaral et al. (2012)*** Sales et al. (2013)** Silva et al. (2020)****	Cardoso et al. (2011)** Amaral et al. (2012)*** Pieri et al. (2012)*** Holanda et al. (2015)** Rocha et al. (2015)*** Machado et al. (2016)*** Carvalho-Pinto e Faria (2016)*** Missel et al. (2017)*** Silva et al. (2020)****	Pieri et al. (2012)*** Holanda et al. (2015)** Rocha et al. (2015)*** Machado et al. (2016)*** Carvalho-Pinto e Faria (2016)*** Missel et al. (2017)*** Silva et al. (2020)****

*Os resultados do estudo contemplam uma dimensão do acesso; **Os resultados do estudo contemplam duas dimensões do acesso; ***Os resultados do estudo contemplam três dimensões do acesso; ****Os resultados do estudo contemplam quatro dimensões do acesso.

Na **dimensão disponibilidade**, as barreiras geográficas identificadas nos estudos foram a distância da residência até a unidade de saúde, o tempo e a dificuldade motora para se deslocar para os atendimentos, e a ausência de transporte sanitário. Também foram citadas dificuldades de acesso ao diagnóstico devido à demora no agendamento das consultas e atraso no início do tratamento, trazendo como consequência maiores incapacidades às pessoas com deficiência por não terem o atendimento à saúde realizado em tempo oportuno.

Quanto aos níveis de atenção, destacou-se que, na atenção primária, os serviços de saúde são utilizados, na maioria das vezes, para a renovação da prescrição de medicamentos, caracterizando o propósito meramente curativo relacionado ao cuidado com a saúde. Já na atenção especializada, as dificuldades de acesso estão relacionadas à alta demanda por atendimentos de algumas categorias como a fisioterapia e a insuficiência destes profissionais nas unidades de saúde. Nos serviços de maior complexidade as dificuldades caracterizaram-se por filas de espera para a realização de tratamentos e procedimentos cirúrgicos a nível hospitalar. Apesar da maioria dos resultados apontar a fragilidade da organização da RCPCD, alguns destacaram como facilitadores de acesso o funcionamento em terceiro turno pelas unidades de saúde e o sistema de referência e contrarreferência bem estabelecido entre os diferentes pontos de atenção desta rede no SUS.

Para favorecer a articulação entre a atenção primária, secundária e terciária no SUS, a RCPCD apresenta como um de seus objetivos a ampliação do acesso e a qualificação do atendimento às pessoas com deficiência nos seus diferentes níveis (BRASIL, 2012; PEREIRA; MACHADO, 2016). A atenção básica deve ser a principal porta de entrada aos demais níveis de assistência viabilizando cuidados de saúde relacionados à promoção, prevenção, tratamento e reabilitação de doenças e agravos (CUNHA; VIERA DA SILVA, 2010). Contudo, Holanda *et al.* (2015) apontam que a assistência à saúde das PCD restringe-se aos serviços da atenção secundária comprometendo o acesso e gerando uma demanda reprimida inviabilizando a garantia da integralidade da atenção. Diversos fatores dificultam o acesso à atenção especializada como a longa espera para atendimento em algumas especialidades, a falta de transporte adaptado para a população com mobilidade reduzida, a não compreensão dos resultados esperados por pacientes e familiares, bem como a insuficiência de recursos financeiros para a ampliação da capacidade de atendimento (OTHERO; DALMASO, 2009; DUBOW; GARCIA; KRUG, 2018).

Outro resultado relevante foi a oferta insuficiente de profissionais qualificados para o atendimento em todos os níveis de atenção à PCD. Esta fragilidade na formação profissional foi observada desde a graduação até capacitações para o atendimento especializado à PCD. Estes dados apontam para a necessidade de mudanças significativas na formação e desenvolvimento dos profissionais da saúde com o respaldo da Política Nacional de Educação Permanente em Saúde – PNEPS (FIGUEIREDO *et al.*, 2014). A PNEPS tem como objeto os problemas e as necessidades do processo de trabalho em saúde a partir da integração entre o ensino, o serviço, a gestão e o controle social (BRASIL, 2009). Considerando que os serviços da RCPCD devem dispor de equipes multiprofissionais qualificadas para a assistência à saúde da

PCD, a PNEPS apresenta-se como uma possibilidade de transformação das práticas profissionais e da organização do trabalho em saúde possibilitando a melhoria do acesso e da qualidade do cuidado prestado a esta população (BRASIL, 2020; SILVA; SCHERER, 2020).

Sobre a **dimensão capacidade de pagamento** o principal aspecto apontado nos estudos refere-se às despesas da PCD com transporte para o deslocamento até os serviços de saúde. Segundo Carvalho (2013), as condições socioeconômicas influenciam decisivamente as condições de saúde das populações, onde o sistema de saúde é, em si mesmo, um determinante social da saúde relacionado a outros determinantes como o rendimento e o local da residência. Deste modo, a estratificação social está intimamente relacionada às desigualdades em saúde, sendo um importante aspecto a ser analisado quanto ao acesso e ao uso de serviços de saúde.

Na **dimensão informação**, os trabalhos referiram que as recidivas ou os abandonos de tratamento culminaram com maiores graus de incapacidades físicas sugerindo possível fragilidade no processo de comunicação entre o sistema de saúde e os usuários, influenciando a procura e o uso regular dos serviços do SUS por PCD. Esta fragilidade compreende desde a precariedade de informações acerca do diagnóstico e dos serviços do SUS disponíveis até a importância da continuidade do tratamento proposto pelos profissionais de saúde. Tais barreiras de informação refletem a interação entre o sistema de saúde e o capital cultural das famílias, a escolaridade e o acesso aos meios de informação com impacto tanto na percepção de saúde pelos usuários quanto no acesso aos serviços (TRAVASSOS; CASTRO, 2008).

Por outro lado, os resultados destacaram que a presença de uma rede de apoio com cuidadores bem-informados favoreceu a identificação das necessidades de saúde da PCD e facilitou o acesso ao sistema de saúde em aspectos como: agendamento das consultas; acompanhamento do usuário nos atendimentos; envolvimento dos cuidadores nas orientações dos profissionais para o seguimento dos cuidados a serem realizados tanto no domicílio quanto nos serviços de saúde.

Os resultados também evidenciaram que permanecem as relações de poder na interação entre os médicos e os usuários, em que os primeiros possuem uma situação de autoridade nos aspectos relacionados à saúde. Sobre este caráter biomédico com a valorização do corpo como objeto de saberes, observa-se a objetificação da deficiência como uma condição patológica permeada por discursos e práticas médicas que tendem a negligenciar as condições sociais e com impacto nas possibilidades de inclusão social (MARTINS, 2015).

Em contrapartida, alguns trabalhos referiram a preocupação das demais categorias profissionais (enfermagem, odontologia, fisioterapia, fonoaudiologia, serviço social) em explicar aos usuários e/ou cuidadores a condição de saúde e os possíveis desdobramentos, desde o encaminhamento para atendimento em outros níveis de atenção à saúde quanto o preparo para o autocuidado domiciliar. Neste sentido, Cecílio (2009) descreve a singularidade dos serviços de saúde com a confluência dos vários saberes de uma equipe multiprofissional que se encontra com o usuário num lugar de escuta das necessidades de saúde que são traduzidas por demandas. Estas demandas, em geral, são modeladas pela oferta dos serviços cabendo à equipe de saúde decodificar esta demanda num sentido mais amplo com a identificação das necessidades que vão além da assistência médica e/ou terapêutica.

Quanto à **dimensão aceitabilidade**, os resultados mostraram que, na percepção dos profissionais de saúde, a negação da condição de saúde relacionada à deficiência física pode dificultar o acesso aos serviços comprometendo a assistência à saúde em tempo oportuno. Entretanto, a aceitabilidade foi mais bem percebida quando a pessoa com deficiência física apresentou uma rede de apoio bem estruturada e que auxiliou a superação das barreiras culturais e educacionais.

A aceitabilidade é um aspecto relacional de ajuste entre as crenças profissionais e leigas onde o comportamento de busca por cuidados está associado à confiança no sistema de saúde que pode ser analisado sob diferentes perspectivas: as expectativas dos profissionais quanto à compreensão da condição de saúde por parte dos usuários; as expectativas dos indivíduos quanto à escuta de suas necessidades por parte dos profissionais; e as percepções dos usuários em relação à organização do sistema de saúde (GILSON, 2007; SANCHEZ; CICONELLI, 2012).

Considerações finais

A análise dos estudos no cenário nacional contribuiu na observação de que, apesar dos avanços propostos com a instituição da RCPCD, persistem dificuldades de acesso em todos os níveis de atenção à saúde da PCD, principalmente na dimensão disponibilidade. Os resultados sugerem a necessidade de reestruturação e reorganização dos serviços do SUS com a efetiva articulação entre os pontos de atenção, assim como investimentos na formação e qualificação dos profissionais da saúde envolvidos no cuidado à pessoa com deficiência com vistas à integralidade da atenção.

A limitação desta revisão foi a inclusão apenas de artigos científicos com a exclusão de outros tipos de trabalhos acadêmicos como dissertações e teses. Embora tenham sido realizadas simulações exploratórias para verificar a sensibilidade de captura dos artigos nas bases de dados, a estratégia de busca utilizada pode não ter contemplado a totalidade de produções relacionadas à temática abordada.

REFERÊNCIAS

BRASIL. **Decreto nº 7.612, de 17 de novembro de 2011**. Institui o Plano Nacional dos Direitos da Pessoa com Deficiência – Plano Viver sem Limite. Brasília, DF: Presidência da República, [2011]. Disponível em: http://www.planalto.gov.br/ccivil_03/_ato2011-2014/2011/decreto/d7612.htm. Acesso em: 02 mar. 2021.

BRASIL. **Lei nº 13.146, de 6 de julho de 2015**. Institui a Lei brasileira de inclusão da pessoa com deficiência (Estatuto da pessoa com deficiência). Brasília, DF: Presidência da República, [2015]. Disponível em: http://www.planalto.gov.br/ccivil_03/_ato2015-2018/2015/lei/l13146.htm. Acesso em: 02 mar. 2021.

BRASIL. Ministério da Saúde. **Portaria nº 793, de 24 de abril de 2012**. Institui a Rede de Cuidados à Pessoa com Deficiência no âmbito do Sistema Único de Saúde. Brasília, DF: Ministério da Saúde, Gabinete do Ministro [2012]. Disponível em: https://bvsms.saude.gov.br/bvs/saudelegis/gm/2012/prt0793_24_04_2012.html. Acesso em: 02 mar. 2021.

BRASIL. Ministério da Saúde. **Rede de cuidados à pessoa com deficiência no âmbito do SUS – Instrutivo de reabilitação auditiva, física, intelectual e visual**. Brasília: Ministério da Saúde, 2020. Disponível em: https://bvsms.saude.gov.br/bvs/publicacoes/instrutivo_reabilitacao_auditiva_fisica_intelectual_visual.pdf. Acesso em: 15 mar. 2021.

BRASIL. Ministério da Saúde. Secretaria de Gestão do Trabalho e da Educação na Saúde. Departamento de Gestão da Educação na Saúde. **Política Nacional de Educação Permanente em Saúde**. (Série B. Textos Básicos de Saúde) (Série Pactos pela Saúde 2006; v. 9). Brasília: Ministério da Saúde, 2009. 64 p.

CARVALHO, A. I. Determinantes sociais, econômicos e ambientais da saúde. *In*: Fundação Oswaldo Cruz. **A saúde no Brasil em 2030 – prospecção estratégica do sistema de saúde brasileiro**: população e perfil sanitário[online]. v. 2. Rio de Janeiro: Fiocruz/Ipea/Ministério da Saúde/Secretaria de Assuntos Estratégicos da Presidência da República, 2013. p. 19-38. Disponível em: http://books.scielo.org/id/8pmmy/pdf/noronha-9788581100166-03.pdf. Acesso em: 12 abr. 2021.

CECÍLIO, L. C. O. As necessidades de saúde como conceito estruturante na luta pela integralidade e equidade na atenção em saúde. *In*: PINHEIRO, R.;

CUNHA, A. B. O; VIEIRA-DA-SILVA; L. M. Acessibilidade aos serviços de saúde em um município do Estado da Bahia, Brasil, em gestão plena do sistema. **Cadernos de Saúde Pública**, Rio de Janeiro, v. 26, n. 4, p. 725-737, 2010.

DUBOW, C.; GARCIA, E. L.; KRUG, S. B. F. Percepções sobre a Rede de Cuidados à Pessoa com Deficiência em uma Região de Saúde. **Saúde em Debate**, Rio de Janeiro, v. 42, n. 117, p. 455-467, 2018.

FIGUEREDO, R. C.; CELESTINO, K. A. A.; MORAES, C. R. F.; FIGUEIREDO, I. I. S. Desafios e perspectivas na educação permanente em saúde desenvolvida na atenção primária: uma revisão bibliográfica. **Revista Científica do ITPAC**, Araguaína, v. 7, n. 4, pub.8, 2014.

GILSON, L. Acceptability, trust and equity. *In*: MCINTYRE, D.; MOONEY, G. (ed.). **The Economics of Health Equity**. New York: Cambridge University, 2007. p. 214-147.

HOLANDA, C. M. A; ANDRADE, F. L. J. P.; BEZERRA, M. A; NASCIMENTO, J. P. S.; NEVES, R. F.; ALVES, S. B.; RIBEIRO, K. S. Q. S. Redes de apoio e pessoas com deficiência física: inserção social e acesso aos serviços de saúde. **Ciência & Saúde Coletiva**, Rio de Janeiro, v. 20, n. 1, p. 175-184, 2015.

IBGE – Instituto Brasileiro de Geografia e Estatística. **Censo Demográfico 2010**: características gerais da população, religião e pessoas com deficiência. Rio de Janeiro: IBGE, 2012. 211 p. Disponível em: https://biblioteca.ibge.gov.br/visualizacao/periodicos/94/cd_2010_religiao_deficiencia.pdf. Acesso em: 02 mar. 2021.

LANDINI, F.; COWES, V. G.; D'AMORE, E. Hacia un marco conceptual para repensar la accesibilidad cultural. **Cadernos de Saúde Pública**, Rio de Janeiro, v. 30, n. 2, p. 231-244, 2014.

LIMA, M. L. L. T.; LIMA, M. L. C. Avaliação da implantação de uma Rede Estadual de Reabilitação Física em Pernambuco na perspectiva da Política Nacional de Redução da Morbimortalidade por Acidentes e Violência, 2009. **Epidemiologia e Serviços de Saúde**, Brasília, v. 22, n. 4, p. 597-607, 2013.

LIMA, N. C; BAPTISTA, T. W. F; VARGAS, E. P. Ensaio sobre 'cegueiras': itinerário terapêutico e barreiras de. Acesso em: assistência oftalmológica. **Interface – Comunicação, Saúde, Educação**, Botucatu, v. 21, n. 62, p. 615-627, 2017.

MARTINS, B. S. A reinvenção da deficiência.: novas metáforas na natureza dos corpos. **Revista de Psicologia**, Fortaleza, v. 27, n. 3, p. 264-271, 2015.

MITRE, S. M.; ANDRADE, E. I. G.; COTTA, R. M. M. O acolhimento e as transformações na práxis da reabilitação: um estudo dos Centros de Referência em Reabilitação da Rede do Sistema Único de Saúde em Belo Horizonte, MG, Brasil. **Ciência & Saúde Coletiva**, Rio de Janeiro, v. 18, n. 7, p. 1893-1902, 2013.

MOHER, D.; LIBERATI, A.; TETZLAFF, J; ALTMAN, D. G.; The PRISMA Group. Preferred reporting items for systematic reviews and meta-analyses: The PRISMA statement. **PLoS Medicine**, San Francisco, v. 6, n. 7, p. 1-7, 2009.

OMS – Organização Mundial da Saúde. **Relatório Mundial sobre a Deficiência** (World Report on Disability 2011). Tradução: Secretaria dos Direitos da Pessoa com Deficiência do Governo do Estado de São Paulo. São Paulo: SEDPcD, 2012. 334 p. Disponível em: https://apps.who.int/iris/bitstream/handle/10665/44575/9788564047020_por.pdf?sequence=4. Acesso em: 02 mar. 2021.

OTHERO, M. B.; DALMASO, A. S. W. Pessoas com deficiência na atenção primária: discurso e prática de profissionais em um centro de saúde-escola. **Interface – Comunicação, Saúde, Educação**, Botucatu, v. 13, n. 28, p. 177-188, 2009.

PEREIRA, J. S.; MACHADO, W. C. A. Referência e contrarreferência entre os serviços de reabilitação física da pessoa com deficiência: a (des)articulação na microrregião Centro-Sul Fluminense, Rio de Janeiro, Brasil. **Physis Revista de Saúde Coletiva**, Rio de Janeiro, v. 26, n. 3, p. 1033-1051, 2016.

SANCHEZ, R. M.; CICONELLI, R. M. Conceitos de acesso à saúde. **Revista Panamericana de Salud Pública**, São Paulo: v. 31, n. 3, p. 260-268, 2012.

SIMÕES, C. A.; PINTO, I. C. M. Conceitos e definições de deficiência e reabilitação. *In*: LIMA, I. M. S. O.; PINTO, I. C. M.; PEREIRA, S. O. **Políticas**

públicas e pessoa com deficiência: direitos humanos, família e saúde. Salvador: EDUFBA, p. 115-131, 2011.

SILVA, C. B. G.; SCHERER M. D. A. A implementação da Política Nacional de Educação Permanente em Saúde na visão de atores que a constroem. **Interface – Comunicação, Saúde, Educação**, Botucatu, v. 24, 2020.

SOUZA, K. M.; OLIVEIRA, W. I. F; ALVES; E. A.; GAMA, Z. A. S. Fatores associados ao acesso à reabilitação física para vítimas de acidentes de trânsito. **Revista de Saúde Pública**, São Paulo, v. 51, n. 54, p. 1-13, 2017.

SOUZA, M. T.; SILVA, M. D.; CARVALHO, R. Revisão integrativa: o que é e como fazer? **Einstein**, São Paulo, v. 8, n. 1, p. 102-106, 2010.

TRAVASSOS, C.; CASTRO, M. S. M. Determinantes e Desigualdades Sociais no Acesso e na Utilização de Serviços de Saúde. *In*: GIOVANELLA, L.; ESCOREL, S.; LOBATO, L. V. C.; NORONHA, J. C.; CARVALHO, A. I. (org.). **Políticas e sistemas de saúde no Brasil**. Rio de Janeiro: Editora FIOCRUZ, 2008. p. 215-243.

TRAVASSOS, C.; MARTINS, M. Uma revisão sobre os conceitos de acesso e utilização de serviços de saúde. **Cadernos de Saúde Pública**, Rio de Janeiro, v. 20, p. S190-S198, 2004. Supl. 2.

ÍNDICE REMISSIVO

A

Agentes comunitários de saúde 166, 170, 173
Aspectos sociais e psicológicos 143, 145, 147
Atenção primária à saúde 23, 163, 164, 165, 169, 171, 173, 174, 183
Atendimento de pessoas transexuais 163, 164, 166, 170, 174

C

Compreensão do suicídio 143, 145, 147, 157
Congruência do cuidado cultural 111, 113, 115, 116
Conselho Nacional de Saúde 34, 41, 57, 80, 92, 129
Cuidado clínico de enfermagem 108, 123, 124
Cuidados paliativos 95, 96, 99, 100, 101, 102, 103, 104, 105, 107, 108, 109

D

Doença falciforme 61, 62, 63, 72, 73, 74

E

Educação permanente em saúde 187, 190, 191, 193, 200
Equipe multiprofissional 32, 35, 37, 38, 39, 99, 100, 101, 102, 104, 108, 109, 189
Espera para transplante renal 45, 46, 47

F

Falta capacitação 99, 100, 104

H

Hemodiálise 45, 46, 48, 49, 51, 53, 58, 59

I

Incidentes cirúrgicos notificados 127, 128, 129, 130, 131, 132, 133, 137
Informação sobre mortalidade 146, 160, 161
Interesse do paciente 99, 100, 105

O

Organização Mundial da Saúde 143, 144, 147, 177, 192

Órgão compatível 51, 53, 55, 58

P

Percepção da equipe 99, 100, 108

Pessoas com deficiência física 178, 179, 183, 191

Pessoas idosas 21, 22, 23, 109, 111, 112, 113, 114, 115, 116, 118, 119, 120, 121, 134

Potencial de alcance 38, 39

Problema de saúde pública 61, 73, 74, 145, 157

Processo de envelhecimento 24, 29, 118

Profissionais de saúde 37, 55, 56, 102, 109, 137, 164, 166, 167, 169, 171, 182, 186, 188, 189

R

Rede de apoio social 28, 70, 73

Representações sociais de enfermeiros 31, 33, 41, 109

S

Saúde integral de lésbicas 163, 172, 175

Segurança do paciente 31, 33, 34, 35, 36, 38, 39, 40, 41, 42, 43, 127, 128, 134, 135, 137, 139, 140, 142, 202, 205

Sentimento de felicidade 50, 51

Sentimentos de desestímulo 81, 86

Sistema Único de Saúde 61, 114, 128, 164, 165, 173, 174, 177, 178, 181, 184, 190, 192

Situações de crise existencial 81, 83, 86

T

Teoria do cuidado cultural 113, 115, 117, 120

Traço falciforme 63, 64, 66, 68

Transexualidade 165, 167, 168, 170, 171, 172, 173

Transplante 45, 46, 47, 48, 50, 51, 52, 53, 54, 55, 56, 57, 58, 59

U

Unidade de terapia intensiva 37, 95, 99, 100, 101, 107, 108, 109, 111, 113, 114, 115, 116, 120, 125

V

Velhice 19, 20, 21, 22, 23, 24, 25, 26, 27, 28, 29

SOBRE AS ORGANIZADORAS E OS AUTORES

Amanda Maria Villas Bôas Ribeiro (Organizadora)
Doutoranda no Instituto de Saúde Coletiva da Universidade Federal da Bahia (ISC/ UFBA). Mestre em Saúde Coletiva pela Universidade Estadual de Feira de Santana (UEFS). Especialista em Saúde da Família sob modalidade de residência multiprofissional em saúde pela Universidade do Estado da Bahia (UNEB). Especialista em educação, contemporaneidade e novas tecnologias (2018) pela Universidade Federal do Vale do São Francisco. Bacharel em Enfermagem pela Universidade Estadual de Feira de Santana. Pesquisadora no Programa Integrado de Pesquisa e Cooperação Técnica em Formação e Avaliação em Atenção Básica (GRAB/ISC/UFBA).

Maria Lúcia Silva Servo (Organizadora)
Doutora em Enfermagem pela Universidade de São Paulo(USP). Mestre em Enfermagem pela Universidade Federal da Bahia (UFBA). Especialista em Ativação de Processos e Mudanças na Formação Superior pela Fundação Oswaldo Cruz – FIOCRUZ. Bacharel em Enfermagem pela Universidade Estadual de Feira de Santana (UEFS). Professora Plena e Docente Permanente dos Programas de Pós-Graduação em Saúde Coletiva, Mestrado Profissional em Enfermagem e Mestrado Profissional em Saúde Coletiva da UEFS. Membro Titular da Academia de Educação de Feira de Santana. Pesquisadora do Núcleo de Pesquisa Integrada em Saúde Coletiva/NUPISC/UEFS/CNPq e do Núcleo Interdisciplinar de Pesquisas e Estudos em Saúde /NIPES/UEFS/CNPq.

Rejane Santos Barreto (Organizadora)
Mestre em Enfermagem pela Universidade Estadual de Feira de Santana (UEFS). Residência em Terapia Intensiva pela Universidade Federal da Bahia (UFBA). Especialista em Enfermagem do Trabalho pela Universidade Gama Filho (UGF–RJ). Graduação em Enfermagem pela UFBA. Enfermeira Intensivista Hospital São Rafael S/A. Ex-Docente do Curso de Enfermagem da Universidade Regional da Bahia (UNIRB). Pesquisadora Independente.

Adriana Braitt Lima
Doutora pela Escola de Enfermagem da Universidade Federal da Bahia na linha de Pesquisa o Cuidar no Processo de Desenvolvimento Humano (2016). Professora adjunta na Universidade Estadual de Feira de Santana (UEFS) e

coordenadora da Área Enfermagem na Saúde do Adulto e Idoso. Pesquisadora do Grupo de Estudos e Pesquisa em educação, Ética / Bioética e exercício de Enfermagem (EXERCE/CNPq) da Universidade Federal da Bahia (UFBA). Pesquisadora do Núcleo Interdisciplinar de Pesquisas e Estudos em Saúde (NIPES/CNPq) da Universidade Estadual de Feira de Santana (UEFS) onde é lider do grupo de pesquisa e extensão: Cuidado, Educação em Saúde e Análise Existencial (CESAE). Membro da Associação Brasileira em Logoterapia (ABLAE).

Adriana Maria Silva Lima
Doutoranda e Mestre em Saúde Coletiva pela Universidade Federal de Mato Grosso (UFMT). Fonoaudióloga da Secretaria de Estado de Saúde de Mato Grosso com atuação no Centro de Reabilitação Integral Dom Aquino Corrêa, Cuiabá-MT.

Adriana Valéria da Silva Freitas
Doutora em Saúde Pública pelo Instituto de Saúde Coletiva da Universidade Federal da Bahia (UFBA). Professora Associada II da Universidade Federal da Bahia (UFBA). Tutora do grupo PET Enfermagem UFBA.

Alciene Pereira da Silva
Enfermeira, mestre em Meio Ambiente pelo PRODEMA/UESC, especialista em Saúde da Família, membro do grupo de pesquisa EXERCE/UFBA

Aline Mota de Almeida
Doutoranda do Programa de Pós-Graduação em Família na Sociedade Contemporânea da Universidade Católica do Salvador (Início 2017). Possui Especializações nas áreas de: Nefrologia, Administração de Serviços de Saúde, Saúde Pública e em Formação Integrada Multiprofissional em Educação Permanente em Saúde. Professora Assistente lotada no Departamento de Saúde da Universidade Estadual de Feira de Santana, atuando na Área de Gestão Pública. Leciona os componentes curriculares: O cuidar da Pessoa em Insuficiência Renal Crônica (optativo) e Estágio Supervisionado I (obrigatório). Pesquisadora do Núcleo Integrado de Pesquisas e Estudos sobre o Cuidar/Cuidado (NUPEC) e do Grupo Família (Auto) Biografia e Poética (FABEP- UCSAL).

Andreia Santos Mendes
Mestre em Enfermagem pela Escola de Enfermagem da Universidade Federal da Bahia. Enfermeira da Comissão de Educação Permanente em Enfermagem do Complexo Hospitalar Professor Edgard Santos, Universidade Federal da Bahia.

Angela de Souza Barros
Especialista em Controle de Infecção Hospitalar pela Universidade do Estado da Bahia. Enfermeira da Comissão de Educação Permanente em Enfermagem do Complexo Hospitalar Professor Edgard Santos, Universidade Federal da Bahia.

Bruna da Silva Duarte Oliveira
Graduanda em Psicologia pela Universidade Federal de Jataí (UFJ). Bolsista do Programa Institucional de Iniciação Científica.

Candisse Alves de Almeida
Mestre em Saúde Coletiva pela Universidade Estadual de Feira de Santana (UEFS). Bacharel em Enfermagem pela Universidade Federal do Recôncavo da Bahia (UFRB). Enfermeira da Assistência Hospitalar no município de Feira de Santana/ BA.

Carlos Alberto Lima da Silva
Doutorado em Saúde Comunitária pelo Instituto de Saúde Coletiva da Universidade Federal da Bahia (ISC/UFBA), Mestre em Saúde Coletiva pelo Instituto de Saúde Coletiva da Universidade Federal da Bahia (ISC/UFBA), Graduação em Odontologia pela Universidade Federal da Bahia (UFBA), Professor Adjunto da Universidade Estadual de Feira de Santana (UEFS) e Professor do Programa de Pós-graduação em Saúde Coletiva da UEFS.

Celimar Souza Bitencourt
Mestre em Saúde da Família na Sociedade Contemporânea pela Universidade Católica do Salvador (UCSAL). Especialista em Geriatria e Geronto pela Unyleia. Especialista em Terapia Intensiva pela Faculdade São Camilo (FSC). Docente de pós-graduação em UTI pela Faculdade Maria Nilza (FAMAM) Bacharel em Enfermagem pelo Instituto Mantenedor de Ensino Superior da Bahia, IMES.

Cristiane Marques de Carvalho
Especialista em Auditoria em sistemas e serviços de saúde pela Escola de Enfermagem da Universidade Federal da Bahia. Enfermeira do Serviço de Hemodinâmica e da Comissão de Educação Permanente em Enfermagem do Complexo Hospitalar Professor Edgard Santos, Universidade Federal da Bahia.

Daniela Barbosa Neiva Vidal
Enfermeira, mestranda do Programa de Pós-Graduação Enfermagem e Saúde UFBA, especialista em Terapia Intensiva e Enfermagem do trabalho, membro do grupo EXERCE – UFBA. E-mail: d.sousa.barbosa@gmail.com.

Darci Oliveira Santa Rosa
Bacharel em enfermagem. Profª Titular UFBA, Doutora em Enfermagem, Pós Doutora em Bioética/ Polo Açores-PT . Líder do Grupo EXERCE - UFBA/ CNPQ. darcisantarosa@gmail.com

Elaine Guedes Fontoura
Doutora em Enfermagem pela Universidade Federal da Bahia (UFBA). Professora Titular da Universidade Estadual de Feira de Santana (UEFS) e Professora permanente do Programa de Pós-graduação Mestrado Profissional em Enfermagem da UEFS. Pesquisadora do Núcleo Interdisciplinar de Estudos e Pesquisas em Saúde NIPES/CNPq.

Endric Passos Matos
Mestre em Enfermagem, pela Universidade Estadual de Feira de Santana. Integrante do Núcleo de Estudos em Gestão, Políticas, Tecnologias e Segurança na Saúde (GESTIO/UEFS). Coordena a unidade de Clínica Médica e integra o Núcleo de Segurança do Paciente da Santa Casa de Misericórdia de São Felix. Pesquisador na área de saúde coletiva, avaliação em saúde e tecnologias em saúde e enfermagem, com ênfase nas tecnologias práticas para a segurança do paciente, gerenciamento dos sistemas e de serviços de saúde e de enfermagem.

Gabriela Fákir Naves
Pós-graduada em Gestão da Clínica pelo Instituto de Ensino e Pesquisa do Hospital Sírio Libanês. Fonoaudióloga na área de reabilitação física e intelectual no Centro de Reabilitação Integral Dom Aquino Corrêa, Cuiabá-MT.

Gisa Conceição Moreira Rios
Mestranda em Saúde Coletiva pela Universidade Estadual de Feira de Santana (UEFS). Bacharel em Enfermagem pela Universidade Estadual de Feira de Santana (UEFS).

Heros Aureliano Antunes da Silva Maia
Bacharel em Medicina pela Universidade Estadual de Feira de Santana (UEFS). Médico da Assistência Hospitalar no município de Feira de Santana/ BA.

Iago Barbosa Ribeiro
Graduado em Enfermagem pela Universidade Estadual de Feira de Santana (UEFS) (2020). Enfermeiro assistencial do Hospital da Chapada, atuando em Unidade Aberta de enfermaria e na Semi-intensiva do setor COVID (2020). Pesquisador técnico do Grupo de pesquisa e extensão "Cuidado, Educação em Saúde e Análise Existencial" (CESAE/NIPES/CNPq/UEFS) e do Núcleo de Pesquisa e Extensão em Vigilância da Saúde (NUPEVS/UEFS).

Ilckmans Bergma Mugarte
Doutora em Psicologia: Sistemas conjugais e Familiares (UCB) e Mestre em Psicologia: Saúde Mental e Ações Terapêuticas – Universidade Católica de Brasília (UCB); Especialista em Psicopatologia e Psicodiagnóstico (UCB) Brasília (DF).

Joselice Almeida Góis
Mestre em Enfermagem pela Universidade Federal da Bahia (UFBA), e Professora Assistente do curso de Enfermagem da UEFS. Pesquisadora do Núcleo Interdisciplinar de Estudos e Pesquisas em Saúde NIPES/CNPq.

Juliana Cana Brazil Costa
Especialista em Gestão de Hospitais Universitários Federais pelo SUS. enfermeira auditora do Setor de Regulação e Avaliação em saúde e enfermeira do Ambulatório interdisciplinar de Fibrose Cística do Complexo Hospitalar Professor Edgard Santos, Universidade Federal da Bahia.

Karla Ferraz dos Anjos
Pós-doutoranda em Enfermagem e Saúde pelo Programa de Pós-graduação em Enfermagem da Universidade Federal da Bahia (UFBA). Doutora em Enfermagem pela UFBA. Salvador (BA), Brasil.

Keccya dos Santos Nunes Gonçalves
Mestranda do Mestrado Profissional em Enfermagem da Universidade Estadual de Feira de Santana (UEFS). Membro do Núcleo Interdisciplinar de Estudos e Pesquisas em Saúde NIPES/CNPq.

Laís Pinheiro de Brito
Mestranda em Saúde Coletiva pela Universidade Estadual de Feira de Santana (UEFS). Bacharel em Enfermagem pela Universidade Estadual de Feira de Santana (UEFS).

Lenir Vaz Guimarães
Doutora em Saúde Coletiva pela Universidade Estadual de Campinas. Professora titular no Instituto de Saúde Coletiva da Universidade Federal de Mato Grosso (UFMT).

Letícia Falcão de Carvalho
Doutoranda do Programa de Pós- graduação Nutrição em Saúde Pública da Faculdade de Saúde pública / Universidade de São Paulo (USP). Especialista em Enfermagem Obstétrica pela Universidade Federal da Bahia (UFBA). Mestre em Saúde Coletiva pela Universidade Estadual de Feira de Santana (UEFS). Bacharel em Enfermagem pela Universidade Federal do Recôncavo da Bahia (UFRB).

Ludmilla Maria Freitas Gomes Correia
Estudante de Nutrição pela Escola de Nutrição da Universidade Federal da Bahia.

Marcelo Moreira Neumann
Doutor em Serviço Social pelo Núcleo da Criança e Adolescência da PUCSP e mestre em Psicologia Social -PUCSP, professor e supervisor do curso de psicologia da Universidade Presbiteriana Mackenzie.

Marluce Alves Nunes Oliveira
Doutora em Enfermagem pela Universidade Federal da Bahia (UFBA). Professora Titular da Universidade Estadual de Feira de Santana (UEFS) e Professora permanente do Programa de Pós-graduação Mestrado Profissional em Enfermagem da UEFS. Pesquisadora do Núcleo Interdisciplinar de Estudos e Pesquisas em Saúde NIPES/CNPq.

Michele de Araújo de Jesus
Mestre em Saúde Coletiva pelo Programa de Pós-graduação em Saúde Coletiva da Universidade Estadual de Feira de Santana – UEFS/BA. Professora da Educação Profissional no Colégio Estadual Joaquim Inácio de Carvalho (CEJIC), Irará-Ba e do Centro Territorial de Educação Profissional Portal do Sertão (CETEP), Feira de Santana-Ba.

Natalí Nascimento Gonçalves Costa
Mestranda em Saúde Coletiva pela Universidade Estadual de Feira de Santana (UEFS). Bacharel em Fisioterapia pela Faculdade Nobre de Feira de Santana (FAN).

Nereide Lúcia Martinelli
Doutora em Ciências pela Faculdade de Medicina Preventiva da Universidade de São Paulo (FMP/USP). Docente vinculada ao Instituto de Saúde Coletiva da Universidade Federal de Mato Grosso (UFMT).

Renata da Silva Schulz
Enfermeira, doutora em enfermagem e saúde UFBA, Especialista em clínica cirúrgica, membro do grupo EXERCE UFBA. E-mail: renata.s.schulz@gmail.com.

Roberta de Jesus Guimarães
Graduanda em Enfermagem pela Universidade Estadual de Feira de Santana (UEFS).

Rogério Ribeiro
Mestre em Enfermagem pela Universidade Estadual de Feira de Santana (UEFS); Especialização em Saúde Coletiva pelo Instituto de Saúde Coletiva (ISC) da Universidade Federal da Bahia (UFBA); Pós-graduação em Enfermagem em Urgência e Emergência Intra e Pré-hospitalar pela Escola de Enfermagem da UFBA; Especialista em Qualidade internacional e Segurança do Paciente pela FIOCRUZ Graduação em Enfermagem pela Universidade Católica do Salvador;

Rosana Santos Mota
Doutora em Enfermagem pela Escola de Enfermagem da Universidade Federal da Bahia. Enfermeira da Comissão de Educação Permanente em Enfermagem do Complexo Hospitalar Professor Edgard Santos, Universidade Federal da Bahia.

Rosinete Souza Barata
Bacharel em enfermagem, mestre em enfermagem e saúde, UFBA. Especialista em clínica cirúrgica, Membro do grupo EXERCE- UFBA. E-mail: rsouzabarata.enfa@gmail.com

Thamara Arianny Ventin Amorim Oliveira de Assis
Mestranda do Mestrado Profissional em Enfermagem da Universidade Estadual de Feira de Santana (UEFS). Membro do Núcleo Interdisciplinar de Estudos e Pesquisas em Saúde NIPES/CNPq.

Valdenir Almeida da Silva
Doutor em Enfermagem pela Universidade Federal da Bahia (UFBA). Servidor do Hospital Universitário Professor Edgard Santos (HUPES/UFBA).

SOBRE O LIVRO
Tiragem: 1000
Formato: 16 x 23 cm
Mancha: 12,3 x 19,3 cm
Tipologia: Times New Roman 11,5/12/16/18
Arial 7,5/8/9
Papel: Pólen 80 g (miolo)
Royal Supremo 250 g (capa)